그림책으로 시작하는
성교육

그림책으로 시작하는
성교육

초판 1쇄 발행 2023년 12월 25일

지은이 정희정
발행인 송현옥
편집인 옥기종

펴낸곳 도서출판 더블:엔
출판등록 2011년 3월 16일 제2011-000014호
주소 서울시 강서구 마곡서1로 132, 301-901
전화 070_4306_9802 **팩스** 0505_137_7474
이메일 double_en@naver.com

ISBN 979-11-91382-31-0 (13590)

※ 이 책은 저작권법에 따라 보호받는 저작물이므로 무단전재와 무단복제를
  금지합니다.
※ 잘못된 책은 바꾸어 드립니다.
※ 책값은 뒤표지에 있습니다.

그림책으로 시작하는 성교육

간호사 출신 성교육 전문 강사의 성교육 가이드북

정희정 지음

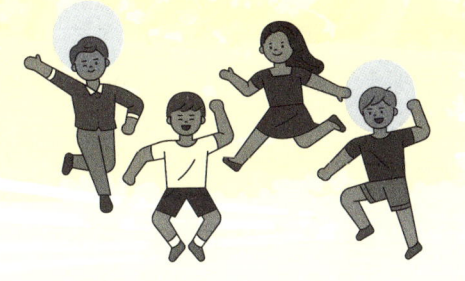

"아기는 어디에서 나와요?"
"엄마는 왜 고추가 없어요?"
"성교육은 몇 살부터 하나요?"
"언제까지 함께 목욕할 수 있나요?"

더블:엔

프롤로그

"간호사 출신 성교육 전문 강사 정희정입니다"

 어젯밤에도 졸린 눈에 힘을 주고 아이에게 책을 읽어주었습니다. 자주 조는 엄마인지라 "엄마 자?"하는 소리를 수시로 듣지만, 아이에게 그림책 읽어주는 시간이 참 감사하고 좋습니다. 책이랑은 거리가 먼 삶을 살았던 저에게 책을 선물해준 건, 다름 아닌 제 아이들, 일곱 살 터울의 자매였습니다. 첫째가 다섯 살이 되었을 때, 집 근처 카페와 도서관, 서점을 참새 방앗간 드나들 듯 방문했지요. 제 안에 있던 딱딱한 책벽이 허물어지는 느낌을 받았습니다. 아주 서서히.

 그림책 읽어주는 일은 누구나 할 수 있습니다. 하지만 이 위대한 일을 꾸준히 실천하는 건 쉽지 않습니다. 특히 아이들이 초등학교에 입학해 한글을 읽기 시작하면 책 읽어주는 걸 멈추는 부모들이 많습니다. 이때가 오히려 아이들에게 책을 원없이 읽어주어야 할 시기인데 말이죠. 20년 가까이 간호사로 일하던 제가 돌연 그림책 강사로, 그림책방 주인으로 탈바꿈한 것도 이런 이유에서였습니다. 아이들에게 그림책을 조금만 더 오래 읽어주라는 메시지를 더 많은 분들에게 알리고 싶었습니다.

몇 년 전, 정인이 사건이 터졌을 때, 많은 사람들이 마음 아파하고 오열했지요. 그 슬픈 사건을 접하며, '내가 할 수 있는 일이 무엇일까?' 곰곰이 생각했습니다. 당시에도 그림책을 부지런히 사 모았는데요. 그 속에서 보석같은 성교육 그림책들이 하나둘 눈에 띄기 시작했어요. 첫째가 십 대가 되면서 성교육 기관을 급히 알아보던 시점이기도 했고요.

성교육을 전문 강사가 아닌, 부모인 내가 할 수 있을지, 초등학생이 되고 사춘기를 맞이하기 전에 아주 어릴 때부터 집에서 해보면 어떨지, 많은 그림책과 성교육 책을 접하면서 저는 알 수 없는 희열과 두근거림을 느꼈습니다.

저는 평생 성에 대해 무지했고 성교육이라면 손사래 치던 사람이었습니다. 그러나 부모가 부끄러워하면 아이들도 부끄러워한다는 당연한 사실을 알게 되었습니다. 아이들에게 전문 강사를 연결할 게 아니라, 내가 먼저 성교육을 받아야 했습니다. 성교육마저 사교육으로 맡길 수는 없으니까요!

가정에서도 쉽고 재미나게 그림책으로 성교육을 할 수 있다는 내용을 브런치 플랫폼에 올렸습니다. 우연히 제 글을 보신 도서관 사서님의 연락을 받았습니다. 부모와 아이들을 대상으로 한 '그림책으로 시작하는 성교육' 강의를 요청해주셨어요. 그렇게 저의 첫 번째 그림책 성교육 강의가 순탄하게 진행되었고, 많은 부모님과 아이들이 제 강의를 듣고 도움이 되었다며 좋아해 주셨습니다. 그 일을 시작으로 성교육 강의 요청이 오면 어디든 달려가고 있습니다. 수간호사로 일하면서도 쉬는 날이면 학생들을 만나러 갔고 성교육을 진행했지요. 그림책을 바라보는 아이들의 눈망울이 너무나 예쁘고 기특합니다. 친구와 놀 때는 장난기 가득하지만, 막상 그림책으로 성교육을 시작하면 사뭇 진지한 표정으로 임하는 모습에서 아이들의 밝은 미래를 볼 수 있습니다.

 성교육은 나의 몸을 스스로 지킬 힘을 기르는 교육입니다. 성교육은 여타 학문처럼 따로 떼놓고 가르칠 게 아니라 일상에서 이루어져야 합니다. 아이의 자연스러운 성장을 격려해주고 관심 있게 지켜보는 일, 그리고 아이가 성장하는 동안에 맞이하는 몸의 변화를 있는 그대로 바라볼 수 있도록 도와주는 일이 부모의 역할이라고 생각합니다. 조금 늦은 감이 있더라도 가정에서 부모가 성교육을 해야 할 이유이지요.

이제는 제가 운영하는 김포의 최고그림책방에서 부모들을 만나고 아이들을 만납니다. 병원이라는 공간에서 벗어났더니 또 다른 새로운 세계가 열리더군요. 제가 선택하여 걸어가고 있는 한걸음 한걸음이 가끔은 무겁고 부담스러울 때도 있지만, 저를 바라보는 아이들의 모습에서 힘을 내고 에너지를 얻습니다. 부모의 인식이 변하면, 사회의 인식, 학교의 인식도 조금씩 변할 거라는 걸 믿으니까요.

 철부지 딸을 믿고 어느 순간에나 늘 사랑으로 지지해주시는 나의 부모님께 감사의 인사를 전합니다. 누구에게나 힘든 시기가 있지만, 그 시기를 잘 견디고 사랑해준 나의 남편에게도 사랑과 감사의 인사를 전합니다. 이 책이 나오기까지 엄마의 빈자리를 많이도 느꼈을 사랑스러운 나의 아이들, 하영이 채영이에게도 엄마가 정말 사랑하고 고맙다고 말하고 싶습니다. 세상에 큰 메시지가 될 책이 나올 수 있었던 건 어떤 상황에서도 믿고 기다려주신 더블엔 출판사 송현옥 대표님 덕분입니다. 고맙습니다.

 지금 곁에 있는 아이들에게 그림책을 읽어주는 멋진 엄마 아빠들이 있어 대한민국의 장래는 밝습니다. 여러분을 응원합니다.

차 례

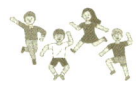

프롤로그 "간호사 출신 성교육 전문 강사 정희정입니다" ♣4

01. 성교육은 몇 살부터 하나요? (성교육 하기 적당한 나이) ♣15
02. "아기는 어디에서 나와요?" (아이의 질문에 솔직하게 답하기) ♣21
03. "아기는 어떻게 생겨요?" (성교육의 기본원칙) ♣27
04. "엄마는 왜 고추가 없어요?" (남자, 여자의 다른 몸) ♣33
05. 아직도 소중이라고 부르시나요? (정확한 명칭의 중요성) ♣39
06. 아이에게 보여주기가 민망해요 (그림책 성교육 3가지 원칙) ♣45
07. 우리 몸에는 구멍이 몇 개나 있을까요?
(콧구멍부터 시작하는 구멍 탐색) ♣51

08. 거울로 얼굴만 보는 게 아니에요! （내 몸 탐구 시간） ♣ 57

09. 목욕하는 시간은 최고의 성교육 시간
（자연스럽게 즐겁게 하는 성교육） ♣ 63

10. "엄마, 내가 씻을 수 있어요" （기다려주는 육아） ♣ 71

11. 언제까지 함께 목욕할 수 있나요?
（아이가 몸의 변화를 알아채기 시작하는 순간） ♣ 79

12. 아빠 성기를 자꾸 만지려고 해요!
（가족 사이에 지켜야 할 경계 알려주기） ♣ 85

13. 자신의 성기를 조몰락거리는 아이, 괜찮을까요?
（예의와 원칙 알려주기） ♣ 91

14. 포경수술 꼭 해야 하나요? （부모의 판단 vs. 의료인의 신단） ♣ 97

15. "고추 모양이 이상해요" （다름을 인정하기） ♣ 105

16. "고추가 커졌어요!" （발기가 되는 이유） ♣ 111

17. "털은 왜 나요?" （몸의 변화에 대해 미리 알려주기） ♣ 117

18. 똥, 방귀 이야기만 좋아해요!
（관심사에서 출발하는 그림책 교육） ♣ 123

19. 아이 방이 생겼어요, 똑똑! （아이만의 공간 인정하기） ♣ 131

20. 알몸으로 돌아다녀요 （권리와 예의 사이의 경계 알려주기） ♣ 137

21. 블록으로 관계를 설명할 수 있어요
  (블록 장난감으로 가능한 성교육) ♣ 145

22. 딸 성교육을 아빠가 해도 될까요?
  (한부모 가정의 첫 성교육) ♣ 151

23. 학교 교육으로 충분하지 않나요?
  (아이들을 가장 잘 아는 부모의 힘) ♣ 159

24. 성교육, 한 번 받았는데 또 받아요?
  (자연스럽게 반복해야 하는 필수 교육) ♣ 163

25. "나도 백설공주 치마 좋아해요"
  (분홍과 파랑의 고정관념 탈피하기) ♣ 169

26. 내 몸은 소중해요 (내 몸에 대한 주체성) ♣ 175

27. 머리가 긴데 남자라고?
  (개인의 성향을 있는 그대로 인정해주는 연습) ♣ 181

28. 똥침은 장난이라서 괜찮다고요? (장난과 폭력 사이) ♣ 189

29. 비정상이 아니라 다른 거야 (가족의 다양한 형태) ♣ 197

30. 내가 느끼는 감정은 언제나 옳다
  (자신의 감정을 표현하는 연습) ♣ 205

31. 나라서 행복한 지금, 나다움
  (어른으로 자연스레 성장하는 과정 받아들이기) ♣ 213

32. 성교육 바르게 하기 원칙 3가지
 (자존감 높은 아이로 키우는 교육) ♣ 221

33. 유아기 성교육이 그 이후를 결정한다 (경계존중 연습) ♣ 227

34. 부모의 가치관은 힘이 쎄다
 (부모의 가치관이 아이에게 미치는 영향) ♣ 235

35. 성교육, 아이 스스로 지키는 힘을 키워주는 일
 (아이의 선택을 믿고 존중하기) ♣ 243

36. 매일 10분 그림책, 재미있는 성교육
 (반복, 반복, 반복해야 하는 성교육) ♣ 251

37. 부모의 관심에 따라 아이의 성 인식이 변한다
 (늦었어도 부모가 하는 성교육의 중요성) ♣ 259

38. 너를 위한, 나를 위한 성교육
 (사랑하는 아이에게 주는 최고의 선물) ♣ 265

에필로그 "엄마 아빠는 어떻게 만났어요?" ♣ 270
참고도서 ♣ 276

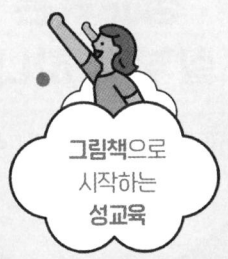

그림책으로
시작하는
성교육

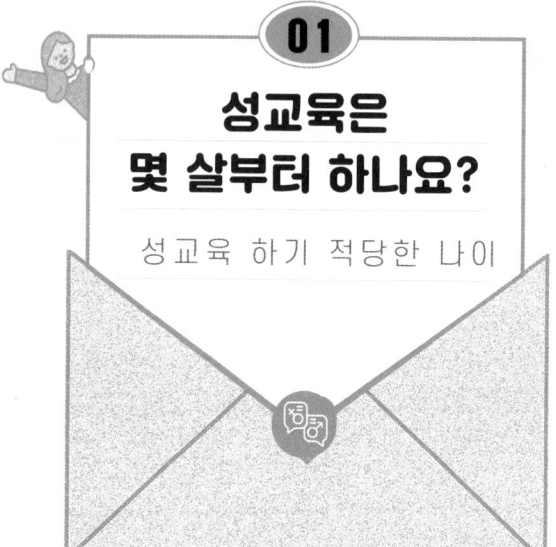

01
성교육은 몇 살부터 하나요?

성교육 하기 적당한 나이

성교육 수업시간, 한 어머니가 질문을 하셨습니다.

"초등 자녀에게 성교육이 정말 필요하다는 건 알겠는데, 둘째 다섯 살 아이에게도 성교육이 가능한지 궁금합니다. 아무것도 모르는 어린 아이에게도 성교육을 할 수 있나요?"

이 질문에 답하기 전에 먼저 여러분에게 질문을 드려봅니다.

"성교육이 뭘까요? 어떤 교육일까요? 성에 관련된 거라 왠지 전문가에게 맡겨야 할 것 같나요? 집에서 부모가 하기는 어려울까요?"

자, 여기 엔미 사키코의 《소중해 소중해 나도 너도》 그림책을 소개해드릴게요.

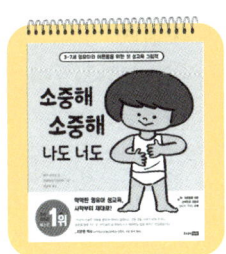

나의 몸은 어디나 아주 소중해요. 그중에서도 특별히 소중한 곳이 있어요. 팬티는 내 몸에서 가장 소중한 곳을 지켜줘요. 팬티 속은 특별히 소중해요. 음순, 음경 그리고 엉덩이!

내 몸에서 특별히 소중한 곳은 가족도 친구도 선생님도 들여다보거나 함부로 만질 수 없어요. 사진이나 동영상도 찍을 수 없어요. (병원 진료를 보거나) 꼭 이유가 있어서 만져야 할 때는 "만져도 되니?" 하고 물을 거예요.

– 엔미 사키코 《소중해 소중해 나도 너도》

표지의 그림 속 아이가 자신의 몸을 가리키고 있습니다. 이 그림책은 우리 몸의 소중한 부위에 대해 쉽게 설명하고 있어요. 내 몸의 신체 부위가 모두 중요하지만, 특별히 소중한 부위가 있다는 걸 알려주고 있지요. 아기자기한 예쁜 색감의 팬티도 볼 수 있어요. "어떤 팬티가 예뻐?" 아이와 이야기를 나눠볼 수도 있겠죠? 팬티 속에는 특별히 소중한 부위가 있는데, 음경/음순, 엉덩이라고 말합니다. 명칭을 제대로 정확하게 알려주세요. 그림책으로 충분히 성교육이 가능하답니다.

저희 병원에 오는 아이들도 검진을 하거나 의사선생님이 진찰할 때 미리 말해줍니다. "진료할 거예요, 옷을 올릴게요~ 한 번 확인해볼게요."라고요. 이런 특별한 경우를 제외하고는 함부로 다른 사람에게 (가족이라도) 보여주거나 내 허락 없이 만져서는 안 됩니다. 내 몸의 소중한 부위를 알고, 정확한 이름을 불러주고, 싫으면 싫다고 이야기하는 방법을 알려주는 모든 것이 바로 '성교육'입니다.

솔직히 '성교육' 하면 어떤 이미지가 떠오르나요? 성, 성관계, 섹스(SEX), 그 외 성에 관한 이야기들일 거예요. 우리는 보통 성교육, 성과 관련된 교육이라고 하면 약간 부정적이거나 음란물에 나오는 영상을 떠올립니다. 그래서일까요? 우리 어린 친구들에게 성교육을 한다고 하면, "어떻게 그게 가능해?"라는 질문이 단번에 나오지요.

성에 대한 이미지를 바로 잡아주는 것도 부모에게 성교육이 필요한 이유입니다. 저는 사실 간호사로 20년 가까이 근무했지만, 성에 관해서만큼은 미숙하고 창피하고 쑥스러웠습니다. 나의 성감대를 잘 알지도 못했고 남편과도 성에 관련된 이야기를 꺼내기가 어려웠지요. 성교육의 필요성을 크게 느낀 이후에 비로소 저는 관련서적과 영상을 찾아보았습니다.

시대가 변했지만 여전히 성교육이 잘 이루어지지 않고 있습니다. 우리 아이들도 우리가 예전에 받았던 교육과 별반 다르지 않은 내용을 배우고 있습니다. 물론 개중에는 학교나 지자체, 혹은 선생님의 역량으로 이전과는 다른 솔직하고 대범한 성 이야기를 오픈해서 '아이들이 실질적으로 궁금해하고 아이들에게 도움이 되는' 이야기를 해주는 곳도 있습니다. 하지만 대부분의 학교나 기관에서는 학부모의 반발로 또는 성교육의 현실적인 가이드라인이 미흡하여 '제대로 된 성교육'이 이루어지지 못하고 있습니다.

태어나는 순간 아이는 엄마 아빠의 따듯한 손길을 받으며 부드러운 목소리를 접합니다. 부모는 우유를 먹이고 기저귀를 갈고 살짝 입맞춤하며 온 감각으로 아이를 키워냅니다. 누워만 있던 아기가 뒤집고 기어 다니고 아장아장 걸어 다닐 때 손을 잡아주고 어부바를 해주고 안고 달래가며 정성과 노력을 다합니다. 부모라는 존재 곁에서 아이는 무럭무럭 자라며 기저귀를 떼고 스스로 변기에 앉는 연습을 합니다. 그렇게 아이는 엄마 아빠의 몸과 자신의 몸이 다르다는 것을 인식하고 자신의 몸을 탐색하기 시작합니다. 친구와 함께 어울리는 법을 알아가고 나의 몸이 소중하듯 상대방의 몸도 소중하다는 것을 알고 배려하는 마음을 갖게 됩니다.

몸의 변화와 마음의 변화가 일어나듯 생각도 자라기 시작하고 부모와 의견이 충돌하는 시기도 찾아옵니다. 부모와 자녀 사이에 건강한 경계가 필요해지고 혼자만의 시간을 갖기도 하지요.

이렇듯 성교육은 한 사람이 태어나 살아가는 모든 과정에서 필요한 학문입니다. 나의 몸을 알고 상대방을 배려하고 건강한 경계를 유지하는 일. 인생을 살아가는 데 있어 꼭 필요한 학문이자 관계가 성교육입니다. 우리가 흔히 단편적으로 정자, 난자, 2차 성징 등으로 성교육을 생각하지만, 사실 성교육은 성인문학이고 인간관계이며 성 가치관을 정립하는 아주 중요한 교육입니다.

==그래서 성교육은 어릴 때부터 가능합니다.== 내 몸의 소중한 부위가 어디인지 알고 어떻게 말하고 행동해야 하는지, 내 몸이 소중하듯 친구의 몸은 어떻게 대해야 하는지, 나를 있는 그대로 바라보는 일 등 어린 친구들에게도 충분히 성교육이

가능합니다. 내가 장난으로 생각하는 일도 친구나 다른 사람이 불편하거나 불쾌하다면 하지 말아야 하는 것도 아이들은 충분히 공감하고 이해할 수 있답니다. 바로 그림책을 통해서 말이지요.

 우리가 생활하는 모든 공간 속에서 성교육이 가능합니다. 일상에서 흔히 접하는 그림책 중 성교육 그림책을 아이들과 만나게 해준다면 자연스러운 성교육이 가능하겠네요.
 우리는 부모라서 충분히 할 수 있습니다. 내 아이를 제일 잘 아는 사람은 나이기에 함께할 수 있습니다. 함께하면 됩니다. 겁먹지 마세요. 아이들은 우리를 기다릴 테니까요.

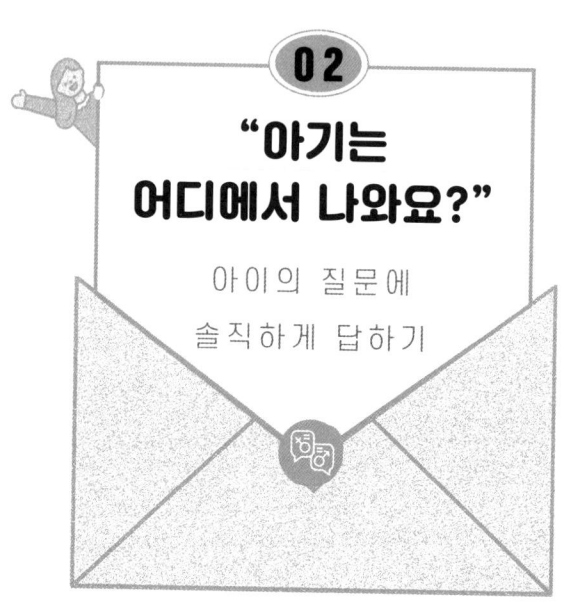

02

"아기는 어디에서 나와요?"

아이의 질문에 솔직하게 답하기

아이를 키우면서 답하기 가장 어려운 질문 중 하나가 바로 "아기는 어디에서 나와요?" 아닐까요? 하지만 아이들은 정말로 궁금해합니다. 순진하고 해맑은 얼굴로 갑자기 이렇게 큰? 아기가 어디서 나왔을까? 정말 궁금합니다. 엄마 뱃속에 있던 내 동생(아기)이 어느 날 뿅~ 하고 나타납니다. 뱃속에 있었는데 도대체 어디로 나왔을까요?

 우리 어른들은 알지요. 여자의 질이라는 부분에서 아기가 나오는 것을요. 하지만 그 부위를 설명하기가 참 난감하지요. 설명하기 어렵다고 포기하지 마세요. 그림책에 나와 있는 수많은 표현을 통해 아이들에게 알려줄 수 있습니다. 아이에게 설명해주기 위해 미리 혼자서 중얼중얼 연습해보는 방법도 추천해드립니다. 중요한 건, 얼버무리지 않고 피하지 않고 숨기지 않는다는 것입니다. 배꼽에서 나왔다? 너는 몰라도 돼? 나중에 다 알게 될 거야. 등등 정확하지 않은 사실을 전하거나, 그 질문을 피해버린다면 아이들은 온전히 그 말을 믿게 되거나 나중에 알게 되었을 때 충격을 받을 수도 있습니다.

 제가 〈그림책 성교육〉 강의 시간에 자주 소개하는 그림책은 티에리 르냉의 《엄마 씨앗 아빠 씨앗》입니다. 제 강의를 들으신 분들, 제가 운영하는 최고그림책방에 방문하신 분들은 아실 거예요. 아이들에게 성교육하기 참 좋은 그림책입니다. 있는 그대로 그림으로 사실을 전하고, 인공수정, 시험관시술, 제왕절개수술 등에 대해서도 다루고 있거든요. 그뿐만 아니라 자연임신이 어려워 시험관시술을 통해 인공수정하는 예도 많다는 것을 알려주고 있답니다. 실제로 자연임신이 안 되어 시험관시술의 도움을 받은 부모님은 그림책을 함께 보며 아이를 만나기까지 노력했던 당시의 느낌이나 준비과정을 아이에게 설명해줄 수 있겠네요.

세상에는 다양한 사람들이 존재하고 다양한 상황들도 존재한다는 것, 그리고 한 가지 방법이 안 되면 다른 방법을 시도해볼 수 있다는 것, 어렵고 힘든 과정이었지만 엄마가(아빠가) 해냈다는 경험을 아이에게 잔잔히 전할 수 있을 겁니다.

그런데 아기는 어디로 나오지? 엄마가 하품할 때 입에서 나올까? 아빠가 아기를 부를 때 귀로 나오나? 엄마가 재채기할 때 코로 나오나? 엉덩이에 있는 구멍에서 나오나? 엄마 몸 어딘가에 지퍼가 달렸나? 그럴 리가!

아기는 엄마 다리 사이에 있는 구멍에서 나와. 이 구멍은 질이라는 통로와 연결되어 있어. 엄마 배 속에 있던 아기가 바로 이 길을 지나 밖으로 나오지.

뭐라고? 그럼 질은 아기가 지나갈 만큼 넓은 거야? 그럴 리가!

질은 아기가 나올 때만 쭉 늘어났다가 아기 나온 뒤에는 다시 원래대로 줄어들어.

아기가 질로 나오지 못할 때도 있어. 그러면 의사 선생님이 아기가 나올 비상구를 만들어줘. 엄마 배를 조금 갈라서 아기를 꺼내는 거지.

– 티에리 르냉 《엄마 씨앗 아빠 씨앗》

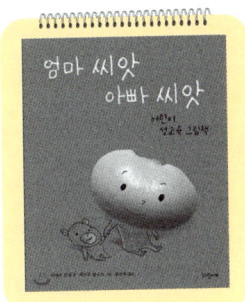

어떤 느낌이 드나요? 아기가 나오는 통로를 있는 그대로 표현해 놓았지요? 그리고 이렇게 설명하면 되는구나! 이렇게 설명해도 되겠구나! 하는 생각이 들지 않나요? 아이들 입장에서는 도저히 상상이 안 될 거예요. 믿지 못할 수도 있지요. 엄마 다리 사이에 구멍이 있다고?

그때 이렇게 부연설명을 하면 됩니다. "질은 아기가 나올 때만 쭉 늘어났다가 아기가 나온 뒤에는 다시 원래대로 줄어들어"라고 말이죠. 질을 통한 자연분만이 어려운 경우에 시행하는 제왕절개 수술에 대해서도 담담하게 설명해놓았지요.

그림책 《엄마 씨앗 아빠 씨앗》은 '있는 그대로를' 그림과 글로 표현해 놓아서 참 좋습니다. 아이들은 자신의 수준에서 정말 이렇게 생각할 수도 있구나, 아이들은 우리가 제대로 설명해주지 않으면 모를 수도 있구나 하는 생각도 들었어요. 동생이 배 속에 있다가 어느 날 뿅~ 하고 태어나는 것 같지만 엄마 아빠는 딱히 설명해줄 방법이 없습니다. 평소 해보지 않았고 우리도 제대로 교육받지 못해서 동생을 만난 아이에게 설명해주기가 어려운 거지요.

==아이들은 정말 궁금해서 순수하게 질문하는 거예요==. 그래서 성교육 그림책이 필요한 거고요. 아이들은 성장해가면서 받아들이는 범위가 조금씩 넓어집니다. '질 구멍'이라는 용어가 어색하거나 설명하기 곤란하다면 《우리 몸의 구멍》이라는 그림책으로 간단하게 설명해주면 좋습니다. (이 책의 07장에서 자세히 다루고 있습니다) 우리 몸에 있는 구멍에 대해 재미나고 유쾌하게 표현해낸 그림책으로, 이 책에서는 아기가 나오는 길을 '아기 구멍'으로 표현하고 있습니다.

어떤 그림책을 읽어줄지는 부모인 내가 선택하면 되는 겁니다. 내가 '읽어주고 싶은' 그림책을 읽어주면 됩니다. 나와 아이에게 맞는 그림책이 가장 좋은 그림책이니까요.

저는 김포에서 한 달에 한 번씩 그림책 모임을 진행하고 있습니다. 빠지지 않고 참석하는 찐 회원님인 새봄이 엄마는 이 그림책을 보며 자신의 경험과 맞닿은 이야기를 아이에게 전할 수 있어서 매우 기뻤다고 하네요. 대부분의 책들이 자연임신, 자연분만에 관해서만 설명하고 있어서 아이에게 제대로 알려주기 어려웠다고요.

"엄마, 아기는 어디에서 나와요?"라는 질문은 아이들이 가장 궁금해하는 질문입니다. 아이가 질문할 때까지 기다리지 마시고 4세 이후가 되면 그림책으로 성교육을 시작하시는 것이 좋습니다.

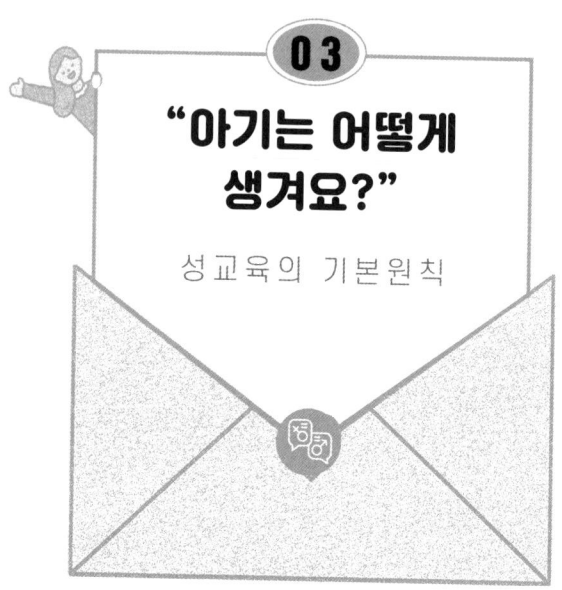

03
"아기는 어떻게 생겨요?"
성교육의 기본원칙

아이가 "엄마, 아기는 어떻게 생겨요?"라고 묻는다면 어떻게 답해주실 건가요?

"어… 그게 말이야. 난자와 정자가 만나서 생겨."

"난자와 정자는 어떻게 만나는데요?"

"…"

부모가 되고 아이를 키우며 우리는 수많은 고비를 만나게 됩니다. 육아는 끝이 없지요. 누워서 꼬물대던 아이가 자라서 기저귀를 떼게 될 무렵, 아이들은 궁금해합니다. 엄마 아빠와 나는 다르네? 아기는 어떻게 생기고 태어나는지 당연히 궁금합니다. 너무 막막하다고요? 《엄마 씨앗 아빠 씨앗》에서 그 답을 찾아볼 수 있습니다.

아기가 만들어지려면 아기를 만드는 씨앗 두 개가 필요해. 엄마한테서 하나, 아빠한테서 하나.

엄마 씨앗은 배 속에 있어. 아빠 씨앗은 고추 옆에 주머니처럼 생긴 곳에 있어.

아기가 생겨나려면 아빠 씨앗과 엄마 씨앗이 만나야 해. 그런데 어떻게 만나지? (중략)

두 씨앗이 만나려면 아빠의 고추가 엄마의 질 속으로 들어가야 해. 고추로 빠져나온 아빠 씨앗이 엄마 배 속으로 들어갈 수 있도록 말이야. 두 씨앗은 엄마 배 속에서 만나 하나가 되지.

— 티에리 르냉 《엄마 씨앗 아빠 씨앗》

우리가 이론적으로 알고 있는 정자와 난자를 이 그림책에서는 아빠 씨앗과 엄마 씨앗이라고 표현하지요. 아이들에게 그림책은 친근하고 익숙합니다. 아이들은 시각적인 이미지나 인물의 표정을 보는 것만으로도 재미있어합니다. 그림책 속 인물들의 표정과 정말 아이들이 궁금해하는 내용을 따라가다 보면 어느새 책에 흠뻑 빠져들게 됩니다.

"아기는 어떻게 생겨요?"라는 질문에 대한 답으로 아주 적당한 책이 바로 《엄마 씨앗 아빠 씨앗》입니다.

"나는 어떻게 태어났어요?"라는 질문에 당장 답하기가 곤란하다면, "엄마(아빠)도 알아보고 이야기해줄게."라고 답한 후에, 관련 서적이나 그림책을 찾아보면 좋습니다. 아이들의 질문에 얼버무리거나 쓸데없는 질문이라고 무시하지 않고 "좋은 질문이야! 엄마도 알아볼게."라고 반응하는 게 중요합니다. 자신의 존재에 대해 궁금해하는 건 당연합니다. 생명, 사랑, 소중한 존재에 관해 알려주는 것 또한 성교육입니다. 가정에서 충분히 할 수 있지요. 아이들 수준에서 이해 가능한 표현으로 (내가 할 수 있는 만큼) 알려주면 됩니다. 가능하면 음순, 음경이라는 단어를 사용하고, 정자(아빠 씨앗), 난자(엄마 씨앗)라는 표현으로 정확히 알려주세요. 자궁과 질도 마찬가지죠. 성장해가는 아이의 언어 수준과 눈높이에 맞게 설명해주시면 돼요. 이런 식으로 표현해도 좋겠네요.

엄마, 아빠가 사랑을 나누면 엄마 배 속에 있는 아기씨가 아빠 배 속에 있는 아기씨를 만나게 돼. 엄마 배 속에는 아기집이 있거든. 그 아기집에서 함께 만난 아기씨가 열 달 동안 자라는 거야. 열 달이 지나면 아기가 아기집에서 엄마 몸 밖으로 나오게 돼. 너는 그렇게 태어난 거야. 엄마 아빠가 널 정말 만나고 싶었거든. 네가 태어나서 정말 행복해.
- 김항심《모두를 위한 성교육》

　아이들이 질문하거나 궁금해할 때 얼버무리지 않고 내가 설명할 수 있는 부분을 있는 그대로 알려줍니다. 정답은 없습니다. 각자의 상황에 따라 할 수 있는 만큼 설명하면 됩니다.
　나를 가장 잘 아는 부모가 나의 탄생에 대해 알려주는 건 당연하다고 생각합니다. 나는 엄마 아빠 사랑의 결실이니까요. 엄마에게만 있는 아기집에서 아기씨(수정란)가 무럭무럭 자라게 되지요. 그래서 엄마 배가 점점 부풀어오르는 거고요. 엄마 뱃속에 동생이 있는 경우라면 아이에게 더욱 와닿는 내용이지요. 아이가 묻지 않더라도 엄마의 몸 변화와 동생이 어떻게 생기고 태어나는지 알려주는 것만으로도 어린아이는 안도하게 됩니다. 단단한 안정감이 생깁니다. 아, 그래서 엄마 배가 점점 커지는구나, 나도 이렇게 태어났구나, 하고 말이에요. 엄마 배가 커지는 걸 그림책으로 볼 수 있답니다. 바로 배빗 콜의《엄마가 알을 낳았대!》를 통해서 말이지요.

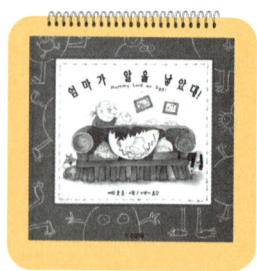

엄마는 몸속에 알이 있어요. 요기, 배 속에요. 아빠는 몸 바깥쪽에 씨앗이 가득 든 주머니가 있고요. 아빠한테는 씨앗을 뿌릴 튜브도 있어요. 그러니까, 아빠의 씨앗이 이 튜브를 통해서 바깥으로 나오는 거예요. 저 튜브는 엄마한테 있는 조그만 구멍으로 들어가요. 그러면 씨앗들이 꼬리를 흔들며 엄마 배 속으로 들어가지요.

엄마랑 아빠는 이렇게 서로 힘을 합치는 거예요. 엄마 배 속에 들어간 씨앗들은 달리기 시합을 해요. 일등한 씨앗이 알을 차지해요. 그리고 나서 아주아주 조그만 아기가 되는 거예요. 아기는 날이 갈수록 더 커지고 더 커지고 더 커져요. 엄마는 날이 갈수록 더 뚱뚱해지고 더 뚱뚱해지고 더 뚱뚱해져요. 그러다 때가 되면 '응애'하고 아기가 나오는 거예요.

- 배빗 콜 《엄마가 알을 낳았대!》

이 그림책은 4~6세의 아이들부터 보기가 참 좋아요. 동생을 맞이하기도 하고 그림체도 아이들이 보기에 재미나거든요. 초등학생들이요? 당연히 좋아하지요. 눈을 반짝이며 그림책 속으로 빨려들어온답니다. 꽤 재미가 있나 봅니다. 무엇보다 알기 쉽게 표현하고 그림으로 설명하고 있습니다. 그림책 속에 나오는 아이들이 말이지요.

아기씨, 엄마 씨앗, 정자(난자), 고추, 음경, 튜브 등 어떤 용어를 사용하든 아이들에게 설명하기 쉬운 용어를 선택하면 됩니다. 처음부터 잘할 수 있나요? 음경 음순이라는 용어 자체가 입에 담기 쑥스럽고 거북할 겁니다. 저도 그랬으니까요. 그러니 두려워하지 마세요. 아이들을 위해서, 아이들에게 올바르게 성교육하기 위해 애쓰고 있다는 증거니까요. 육아도 삐걱대면서 잘 해내고 계시잖아요. 우리는 아이들의 보호자이고 엄마 아빠랍니다. 아이들을 가장 잘 아는 우리 부모가 아니면 누가 하나요? 아이들은 누구보다 엄마 아빠를 기다리고 있습니다.

실수해도 괜찮아요. 처음이라 어색해도 괜찮아요. 다시 하면 되니까요. 아이들은 또 물어올 거니까요. 한 번 해보고 두 번 해보고 열 번 가까이 해보면 어느새 음경/음순이라는 표현도 자연스러워집니다. 아이들에게 부끄럽다고 피하지 마세요. 성교육은 부끄러운 게 아닙니다. 아이들의 근본 뿌리이자 인문학입니다. 우리가 부끄러워하면 아이들도 부끄러워합니다. 있는 그대로, 담담하게, 솔직하게, 정확히 표현해주는 것이 성교육의 기본원칙입니다.

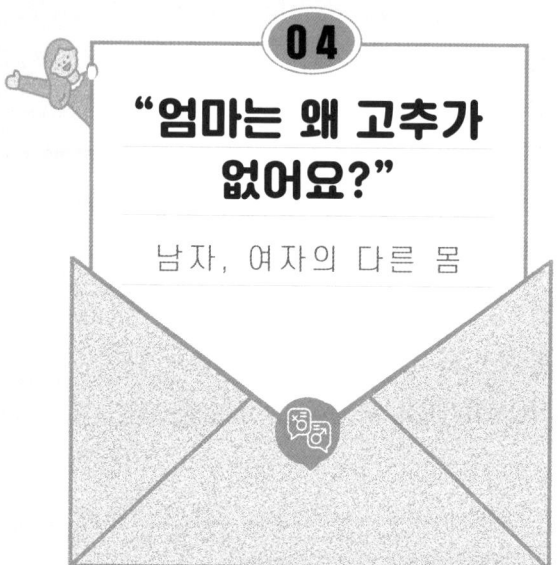

"엄마는 왜 고추가 없어?"

어느 날 아이가 이렇게 묻는다면 뭐라고 답하실 건가요? "여자니까 고추가 없지. 남자들만 고추가 있는 거야." 혹은 "여자와 남자는 원래 다른 거야. 남자는 고추가 있고 여자는 고추가 없어." 이렇게 답하실 수도 있겠네요. 아이들의 눈에는 모든 것이 호기심 천국입니다. 나와 엄마는 달라. 아빠와 나는 다르네? 친구는 앉아서 오줌을 누는데 나는 서서 누네? 왜? 왜? 왜 다르지? 아이들의 궁금증과 호기심이 날이 갈수록 늘어갑니다.

"몰라도 돼~ 나중에 알게 돼." "그런 건 묻는 게 아니야~." 이렇게 답하셨더라도 괜찮습니다. 이제부터 제대로 알려주면 되니까요. 부모도 초보잖아요. 성교육은 특히 초보입니다. 해본 적이 없으니까요. 사실 우리는 육아도 출산도 모든 것이 초보였습니다. 처음이라서 헤매고 좌충우돌하지 않으셨나요?

저도 그랬습니다. 친정어머니, 산후도우미의 도움을 받았습니다. 기저귀 가는 것부터 이유식 만드는 방법까지 하나하나 배우고 실수하고 익혔습니다. 하다가 막히면 물어보고, 인터넷과 책을 찾아보고 배웠습니다. 아이를 키워내는 일은 세상 무엇보다 소중하고 가치 있는 일입니다. 누구도 쉽게 해낼 수 없는 일이죠. 부모가 되어보니 아이를 온전히 책임진다는 건 굉장히 어깨가 무거운 일이었습니다.

국가에서 시행하는 영유아검진을 예로 들어볼까요? 아이들의 성장발달에 따라 개월 수에 맞춰서 받아야 하는 검진입니다. 국민건강보험공단 홈페이지 건강iN에서 문진표를 작성하고 소아청소년과에 예약합니다. 전화로 예약을 받는 곳도 있고 앱으로 하는 곳도 있습니다. 영유아검진을 하기 위해서는 엄마 또는 아빠가 연차를 내야 합니다. 4개월, 9개월, … 총 7차례 이루어지는 영유아검진은 아이의 성장을 확인하는 데 필요한 과정입니다. 하지만 우리는 편히 연차를 낼 수가 없습니다. 토요일에 쉬는 직장인들도 하기가 어렵습니다. 소아청소년과 오픈런 상황이 지속되고 진료 보는데 2~3시간은 기다려야 하는 만큼 토요일은 영유아검진을 하지 않는 곳이 대부분입니다. 진료만으로도 소아청소년과 의사들은 벅찹니다. 영유아검진은 부모가 꽤 많은 문항을 점검해야 하고 (아이가 둘 이상이면 더하겠죠) 영유아검진이 가능한 병원을 예약해야 하고 (어떤 곳은 두세 달 전부터 마감되기도 합니다) 직장에 연차를 사용하고 아이와 함께 가서 검진을 받아야 합니다. 하지만 이런 상황을 아는 사람은 별로 없습니다.

  아이의 성장을 잘 아는 주 양육자가 미리 문진표를 작성하고 (일반 성인처럼 간단하지 않습니다) 예약일에 방문해야 합니다. 아이의 성장에는 예방접종도 필수겠지요? 돌 이전은 물론이고 돌 무렵에 맞아야 하는 필수 예방접종만 7~8가지라는 사실을 아는 사람도 실제 아이를 키워내는 부모들일 겁니다. 그러니, 아이가 성장하는 과정에서 예방접종을 하고 아프면 진료를 봐야 하고, 시기가 되면 해야 하는 영유아검진까지…. 보통의 직장인들이 해내기에는 이미 과부하라는 사실을 쉽게 짐작해볼 수 있을 겁니다.

아이를 키우는 일은 이처럼 공이 들어가는 일입니다. 아이와 함께 병원에 다니는 동안 부모도 반전문가가 되어갑니다. 처음이라 허둥대고 놀라고 마음 졸였던 일들이 부모를 성장하게 합니다. 육아는 일상에 맞닿은 상황들을 하나하나 대처해 나가는 일입니다. 성교육도 그렇습니다. 성교육을 영어, 수학처럼 따로 떼어내서 생각하지 마시고 육아의 한 부분이라고 생각하세요. 아이가 성장하는 단계에 맞추어 아이의 눈높이에서 설명해주시면 됩니다. 음식을 골고루 먹은 후 양치를 하는 것처럼, 하나하나 알려주시면 됩니다.

언젠가 아이가 질문하겠지, 하고 기다리지 마시고 아이 몸의 소중한 부위를 알려주세요. 이렇게 말이지요.

"○○의 몸은 다 소중하지만, 가슴, 음경(음순), 엉덩이는 자신만 볼 수 있는 곳이야. 수영복 입을 때 가려지는 부위지? 이곳은 음순이라고 하는 거야. 이렇게 씻어주는 거야."

제가 개인적으로 참 좋아하고, 사회적 이슈에 관심이 많은 다봄출판사에서 출간된 《스웨덴식 성평등 교육》에는 다음과 같은 구절이 나옵니다.

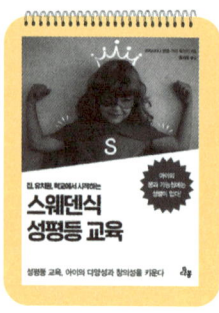

이 세상 모든 아이들은 자신의 신체를 묘사하는 긍정적인 단어를 가질 권리가 있다. 그러면 귀나 발 같은 다른 신체 부위에 대해 이야기할 때와 똑같이 음경과 음순에 대해서도 스스럼없이 이야기를 나눌 수 있을 것이다. 신체의 모든 부위를 지칭하는 문제는 성별과 관련 없다. 남자아이든 여자아이든 부끄럼 없이 자신의 성기를 말로 표현할 수 있어야 하고, 기능에 대해서도 알고 있어야 한다.

저도 이 생각에 동의합니다. 우리는 언제부터 음순, 음경을 제대로 부르지 못하고 쉬쉬했을까요? 물론 사람마다 견해가 다르고 생각이 다르겠지만 겉으로 드러내놓고 말할 수 없는 것과 일상 속에서도 말할 수 없는 것은 차이가 큽니다.

샤워할 때 우리는 우리 몸을 바라봅니다. 그대로 바라봅니다. 우리 몸에는 소중하지 않은 부위가 없습니다. 모든 신체 부위가 다 소중하지요. 거울 앞에 서서 내 몸을 있는 그대로 바라봅시다. 손거울을 사용해서 음순의 위치도 한번 확인해봅시다. '아! 내 몸이 이렇게 생겼구나. 내 음순이 이런 모양이었구나. 색깔이 이런 색이었구나' 처음 알게 되는 경우도 많겠지요. 왜냐면 우리는 한 번도 내 성기의 모습을 관찰해보라는 말을 들어보지 못했으니까요. 하지만 내 몸을 제대로 바라보고 알아가는 것은 내 몸을 긍정적으로 바라보는 첫걸음입니다. 보고 말하고 아는 것은 내 몸의 주인은 바로 나! 라는 생각을 만들어주거든요.

"엄마는 왜 고추가 없어요?"라는 질문에 이제는 피하거나 겁먹지 마세요. 그리고 아이에게 알려주세요. ==아이들은 정확한 생식기의 구조나 지식을 원하는 게 아닙니다.== 단순히 보이는 게 다르니까 궁금한 겁니다. 여자와 남자는 같은 부분도 있지만 다른 부분도 있다는 것을 말해주면 됩니다. 남자의 성기는 음경이라 부르고, 여자의 성기는 음순이라 부른다는 것을요. 그리고 나만이 보고 만질 수 있는 특별히 소중한 부위인 만큼 내가 소중히 관리하고 씻어야 한다는 것을요.

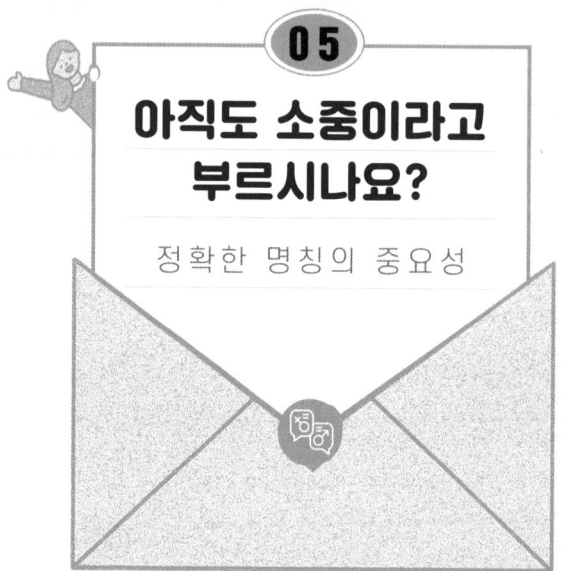

05 아직도 소중이라고 부르시나요?

정확한 명칭의 중요성

우리 부모님들이 아이에게 성기를 표현할 때 뭐라고 알려주시나요? 소중이, 잠지, 고추? 우리 몸에서 중요한 신체 부위를 알려줄 때는 정확하고 명확한 표현이 필요합니다. 겉으로 드러나는 팔, 다리, 손가락, 발가락처럼 말이지요.

인터넷 기사에서 '성폭력 관련 법정에서 아이들이 실제로 자신의 성기를 어떻게 표현해야 하는지 몰라서 진술할 수 없었다'는 내용을 접했습니다. 누군가가 나의 중요한 신체 부위를 만지거나 내 허락 없이 손을 댔을 때 어느 부위를 정확히 만지려고 했는지 표현할 줄 알아야 합니다. 아파서 병원에 갈 경우 어디가 어떻게 아픈지 의사에게 설명해야 하는 것과 마찬가지로, 자신의 중요한 신체 부위에 관해 설명할 때도 정확히 어디가 어떻게 아프고 불편한지 설명할 수 있어야 합니다. 그러려면 모호하게 표현할 것이 아니라, 신체 부위 명칭을 정확히 알려주어야 합니다. 남자의 성기는 음경, 여자의 성기는 음순(음부)이라고 알려주세요.

아이들과 샤워할 때, "○○야, 이제 음순 씻어볼까?"라고 말하면 됩니다. 아이들이 4세 정도만 되어도 자신의 성기를 씻을 수 있답니다. 물론 깨끗이 음경/음순을 씻기 위해서는 부모님이 도와주시면 되지만, 실제로 아이들과 목욕할 때 성기를 씻어보는 연습과 경험은 매우 중요합니다. 모든 걸 부모가 해주지 않아도 좋습니다. 아이들이 할 수 있는 부분은 믿고 연습할 수 있도록 기회를 주는 것도 아이들에게 좋은 경험과 배움이 됩니다.

　실제로 소그룹 성교육을 할 때의 일이었습니다. 초등학생 대여섯 명과 함께 그림책으로 성교육을 진행했습니다. 아이들은 그림책 속 '음순' '음경'이라는 표현을 굉장히 낯설어했습니다. 처음 들어보았다고요. 입 밖으로 꺼내어 말하기도 어려워했습니다. 우리 부모님들이 일단 가정에서 이런 용어를 사용하지 않고, '학교에서 알려주겠지?' 하실 수도 있을 겁니다. 하지만 학교 교육내용에는 포함되어 있지 않습니다. (일부 학교에서는 가능할지도 모르겠지만)

　그럼, 어디에서 알려줘야 할까요? 가정에서도 학교에서도 알려주어야 합니다. 다섯 살 아이의 입에서 '음순'이라는 용어가 나옵니다. 어색할까요? 이상한가요? 어릴 때부터 정확한 명칭을 알려주고 말하다 보면 자연스럽고 익숙해집니다. 아이들의 이름을 정확히 불러주어야 하듯이, 성기의 이름도 정확히 알려주어야 합니다. 나의 몸을 알고 돌보고 표현하는 일은 정확한 용어의 사용에서 시작되니까요.

　이론적으로는 알지만, 입 밖으로 꺼내기가 어렵다고요? 저도 그랬습니다. 정말 민망하고 얼굴이 화끈거렸습니다. 간호사로 오랜 기간 일하면서 생식기의 구조와 용어는 알았지만,

실제 그 용어를 사용할 일이 드물었고, 안 쓰다 보니 말하기가 어색했습니다. 소아청소년과 외래 환자들 중 가끔 성기의 불편한 증상으로 부모와 함께 오는 경우가 있는데, 그 부모들도 정확히 음순, 음경이라고 표현하는 사람은 거의 없었습니다. 고추, 성기, 혹은 약간 뭉뚱그려 표현하면서 정확한 부위를 언급하기를 꺼린다는 것을 알 수 있었습니다. 누가 들을세라 조심스럽게 조용히 알려주기도 했고요.

 건강을 유지하기 위해서는 정기적으로 아픈 부위가 있는지 진료를 받아야 하고, 혹시나 가렵거나 염증이 생기는 경우는 그때그때 치료를 받아야 합니다. 성기도 마찬가지입니다. 감기에 걸리거나 열이 날 때 소아청소년과를 찾아오는 것이 당연하듯이, 음순, 음경이 가렵거나 분비물이 나오거나 혹은 초경을 시작한 후로 생리통이 너무 심한 경우에도 산부인과/비뇨기과를 방문하는 게 자연스러워야 합니다.

 사실 다 큰 어른들도 산부인과나 비뇨기과에 진료 받으러 가는 걸 어려워합니다. 일반 내과나 정형외과에 방문하는 것과는 느낌이 조금 다르지요. 물론 우리가 늘 찾는 내과나 정형외과는 겉으로 보이고 설명하고 진료하기가 편하지만, 산부인과, 비뇨기과는 검진을 위해서 옷을 갈아입어야 하고 불편한 자세를 취해야 해서 인식 자체가 다르기는 합니다. 하지만 우리의 생명과 연관 있는 부위인 음순, 음경, 고환, 난소,

자궁, 질은 우리가 더욱 관심을 가지고 돌봐야 하겠지요. 나의 몸을 잘 돌보고 관리한다는 것은 내가 아프거나 문제가 생겼을 때 바로바로 진료를 받고 적극적인 치료를 한다는 걸 의미합니다. 내 아이들이 생식기에 관해 고민하고 있거나 성장하면서 마주하는 수많은 문제를 하나하나 잘 풀어나가면 좋겠습니다. 내가 객관적으로 볼 수 없는 부분, 특히 건강과 관련된 사항은 전문의의 도움을 받을 것을 추천해드립니다.

다음 장에서 언급하겠지만 거울을 이용해서 (여자아이의 경우) 자신의 음순을 자세히 살펴보는 것이 도움이 됩니다. 겉으로 나와 있는 남자의 음경과 달리 여자의 음순은 겉으로는 보기 어렵습니다. 낮은 의자에 앉아서 다리를 벌리고 거울을 비추어야만 음순을 자세히 관찰할 수 있습니다. 처음에는 어색할 겁니다. 해보지 않아서 더 그렇지요. 내가 해보지 않았던 것을 아이에게 권할 수 있을까요? 내가 음순, 음경이라고 말해보지 않았는데 아이에게 말로 알려줄 수 있을까요? 이제부터 같이 해보면 됩니다. 자신의 음순을 관찰해보세요. 한 번도 마주한 적 없었던 자신의 음순을 거울을 비추어보는 경험은 아마 새로울 겁니다. 그리고 아이에게도 해볼 수 있도록 알려주세요. 한 번 두 번 반복하다 보면 익숙해질 겁니다. 얼굴에 난 뾰루지도 거울을 봐야 정확히 확인할 수 있지요? 나의 건강한 음순과 음경의 모습을 평상시에 살펴보아야지만 문제가 있을 때 알아차릴 수 있습니다.

보고, 말하고, 알고, 이 3가지를 기억하는 것만으로도 이 책을 펼친 여러분은 많은 것을 얻으실 수 있습니다. 그리고 아이들에게 전해주실 수 있겠지요?

성교육이라고 해서 어려운 게 아닙니다. 아이를 키우는 부모라면 누구나 다 할 수 있죠. 아이의 성장을 바라보는 일, 성장에 맞게 정확한 용어를 알려주는 일, 함께 깨끗이 몸을 씻는 연습을 하는 일, 상대방이 불편해하는 행동이나 말은 하지 않는 일, 이런 일들이 일상생활 속에서 알려줄 수 있는 성교육입니다. 성교육이라고 해서 따로 뚝 떼어놓고 생각할 것이 아니라 자연스럽게 일상생활 속에서 알려주면 됩니다. 건강한 신체와 건강한 마음으로 성장할 수 있게 말이지요.

육아가 그렇듯 성교육도 반복이고 연습이 필요합니다. 처음부터 잘할 수 있나요? 모르니까 배우는 거고 연습하는 거지요. 우리는 부모가 처음이고 이런 성교육은 더 처음입니다. 가정에서 시작하는 성교육은 정확한 명칭을 사용해보는 것부터 출발해보시길 바랍니다. 그렇게 시작하면 됩니다.

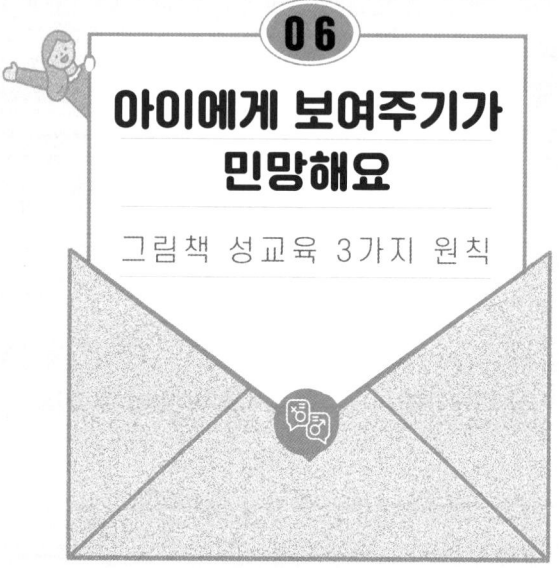

06
아이에게 보여주기가 민망해요

그림책 성교육 3가지 원칙

한 달에 한 번씩 책방에서 그림책 모임을 진행하면서 주제를 정합니다. 엄마, 아빠, 노랑, 바다, 먹는 음식 등등. 그림책 속의 다양한 세상을 만나게 하는 게 목표입니다. 성교육을 주제로도 모임을 했는데, 4살 아들에게 그림책을 자주 보여주려고 노력하는 부모님이 방문을 해주셨어요.

성교육 그림책 중《엄마가 알을 낳았대!》를 추천해 드렸습니다. 아이가 생기는 과정에 대해서 아이들이 직접 스케치북에 그려가며 설명해주는 그림책이에요. 아이들의 시선에서 재미있는 부분도 있고, 이렇게 생각할 수도 있겠구나! 그림책을 보며 다양한 느낌을 함께 공유하기 좋았습니다. 특히 이 그림책의 내용 중 인상적인 부분은 엄마 아빠가 서로 힘을 합치는(?) 장면이랍니다. 부부가 성관계할 때 다양한 자세를 취하기도 하지요. 그런 부분 또한 있는 그대로 표현하면서 아이들이 보기에 엄마 아빠가 이렇게 힘을 합치는구나, 생각할 수 있도록 유쾌한 그림으로 알려주지요.

하지만 보는 이들에 따라서는 '아직은 보여주고 싶지 않아' 하는 생각을 할 수도 있어요. 저희 모임의 회원님처럼요. 4살 아이에게 이 부분은 보여주고 싶지 않다고 하더라고요. 아이가 자세히 물어볼까 봐 두려웠는지도 몰라요. 민망했을 수도 있고요. 성교육이라고 해서 이렇게 해라, 이렇게 해야 한다, 다 따르지 않으셔도 됩니다. 우리가 책을 볼 때도 내가 할 수 있는 범위에서 시작하면 되고, 내 상황이나 뜻에 맞지 않는 것은 굳이 따라가지 않으셔도 됩니다.

대신 '성교육은 어린 시절부터 한다'라는 원칙을 가지고 가되 '내가 할 수 있는 범위'에서 시작하면 됩니다. 모든 아이가, 모든 부모가 똑같은 방법이나 지침을 따를 필요는 없습니다. 그래서도 안 되고요. 각기 다른 상황과 성격, 성향, 가치관이 있을 거예요.

아이를 곁에서 돌보고 키우는 부모가 아직 '준비가 안 되었다면' 조금 더 기다리면 됩니다. 음식도 소화할 수 있는 만큼 꼭꼭 씹어서 먹듯이, 내가 소화하고 아이에게 전해줄 수 있는 부분을 선택하면 됩니다. 저는 단계별로 성교육 그림책을 추천해드립니다. 《우리 몸의 구멍》, 《우리 몸은 소중해》, 《오목이 볼록이》와 같은 그림책을 아이와 함께 읽어보면 좋습니다. 아! 이 정도면 읽어줄 수 있겠다, 생각되는 그림책이 지금 나와 아이에게 필요한 그림책입니다.

성교육 그림책을 처음 대하며 '아이에게 보여주기 민망해요' 하는 생각이나 느낌이 들 때 도움이 될 만한 저만의 방법 몇 가지를 알려드리고자 합니다.

첫째, 엄마 마음 돌봄입니다.

그림책을 읽어주는 엄마가 민망하거나 부끄러운 감정이 든다면 먼저 나의 기분이나 감정을 살펴보아야 합니다. 아이에게 그림책을 보여주고 읽어주는 일도 내가 합니다. 엄마의 선택에 따라 그림책을 고르고 엄마의 기분이나 몸 상태에 따라 그림책 읽기도 들쭉날쭉한 날이 있을 겁니다. 내 기분이 편안한지, 오늘 힘든 일이 있었는지, 식사를 거르거나 잠을 못 잤는지, 일상을 돌아보면서 내 기분과 감정을 먼저 살펴봅니다.

글로 나의 감정을 적어보거나, 집 근처를 잠깐 산책하거나, 좋아하는 음악을 듣거나 좋아하는 커피를 마시면서 나 돌봄을 연습해봅니다. 우리는 평소에 너무 많은 정보를 접하며 살고 있습니다. 좀 쉬어도 좋습니다. '하루에 한 번 하늘 보기' 챌린지를 하는 것도 좋고요. 근처에 도서관이나 서점, 책방이 있다면 마음 돌봄과 관련한 책의 도움을 받아도 좋겠지요.

둘째, 자주 접하고 보여줍니다.

지금 당장은 아니지만, 엄마의 눈에도 자주 보이고 아이 눈에도 자주 보이도록 두세요. 저는 욕실 앞에 작은 전면책장을 둘 것을 추천드립니다. 욕실은 하루에도 여러 번 오가는 곳입니다. 세수하고 양치하고 샤워를 하고 대소변을 보는 장소이지요. 아이들이 자신의 몸을 바라보는 공간이기도 하고요. 욕실 앞 전면책장에 무심히 놓아둔 그림책들이 우연히 엄마의 눈에, 아이 눈에 들어오는 순간도 있습니다. 지난번에는 민망해서 넣어두었는데, 다시금 펼쳐보니 아이와 함께 읽을 수 있겠다는 생각이 들기도 하고요. 아이가 먼저 그림책을 꺼내서

가지고 오기도 합니다. 사실 아이들은 기저귀를 떼는 순간부터 자신의 몸에 관심을 가지기 때문에 그 시점에 그림책을 보여주면 좋습니다.

 셋째, 그림책도 타이밍입니다. 그림책 읽어주기를 계속한다면 어떤 식으로든 연결이 됩니다.
 아이에게 보여주기에 무서운 그림책이 있는 것처럼, 민망하거나 불편한 그림책도 분명 있을 겁니다. 저 역시 첫째 아이에게 그림책을 읽어줄 때 무서운 그림이나 무서운 내용의 그림책은 선호하지 않았어요. 밝고 귀여운(?) 그림책을 보여주고 읽어주었어요. 저도 처음에는 《엄마가 알을 낳았대!》그림책이 크게 와닿지 않았어요. 그림도 제가 좋아하는 스타일이 아니었거든요. 하지만 시간이 흐르고, 한 번 두 번 보면서 그때 보지 못했던 장면들이 눈에 들어오고 아이들에게 설명하기 좋은 부분도 발견할 수 있었어요. 누군가 좋다고 권해서 구매한 책이 나에게도 꼭 좋은 건 아니지요. 분명 추천할 만한 장점이 있는데, 그 장점이 지금 나의 눈에 보이지 않을 수도 있고, 시간이 좀 지나 나중에 와닿을 수도 있답니다.

 제가 마지막으로 여러분에게 드리고 싶은 말은 '서두르지 않아도 된다' 입니다. 서두르지 않아도 됩니다. 내가 아직 준비가 안 되었는데, 아이에게 읽어준다면 읽어주는 내내 불편할 거예요. 아이가 물어본다면 더 진땀을 뺄 수도 있어요.

<mark>서두르지 않아도 되지만, 포기는 하지 마세요.</mark> 두고두고 곁에 두고 볼 수도 있고, 나 혼자만 볼 수도 있어요. 그리고 우리가 성에 대해 생각하는 야하다, 자극적이다, 라는 느낌 때문에 성교육이 어려운 겁니다. 아이들은요, 우리가 생각하는 것처럼 야한 성을 생각해서? 자극적인 걸 상상해서? 궁금해하는 게 아닙니다. 아이들은 그저 정말 궁금해서 물어보는 겁니다.

궁금한 건 풀릴 때까지 계속 궁금해하겠죠? 그럼, 우리는 어떻게 해야 할까요? 아이는 또 물어올 것이므로 조금씩 연습해보면 됩니다. 아이가 질문하는 것들은 따로 메모해두고 책을 찾아본다든지, 성교육 강의나 관련 영상을 본다든지 방법은 많습니다. 부모가 먼저 '성교육은 일상이고 자연스러운 것이다'라고 정의를 다시 내려보시길 바랍니다. 혼자서 중얼중얼 연습도 해보고 아이에게 설명할 때 '괜찮아, 성교육은 자연스러운 거야'라고 나만의 주문을 외워보시길 추천드립니다. 그러다 보면 언젠가는 아이와 자연스러운 대화가 이루어지는 날이 올 겁니다.

07
우리 몸에는 구멍이 몇 개나 있을까요?

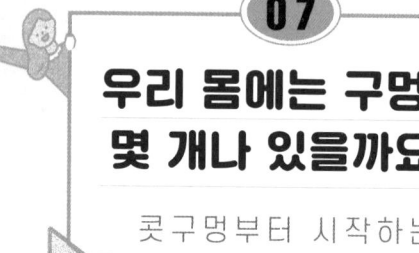

콧구멍부터 시작하는
구멍 탐색

구멍? 우리 몸의 구멍에 대해 생각해본 적이 있나요? 우리가 듣고 보고 만지고 움직이는 모든 감각이 구멍을 통해서 이루어집니다. 눈에 보이는 구멍도 있고 보이지 않는 구멍도 있습니다. 큰 구멍도 있고 작은 구멍도 있지요. 다양한 구멍의 세계를 엿볼 수 있는 그림책을 한 권 소개해볼게요.

허은미 글, 이혜리 그림의 《우리 몸의 구멍》입니다. 주황색 표지에는 구멍 속을 살며시 들여다보고 있는 어린이들이 보이네요. 구멍 속을 빼꼼히 들여다보는 눈과 코가 인상적입니다. 코를 파기 시작하고 몸에 관심을 갖기 시작하는 유아기부터 읽어주시면 좋습니다.

아~ 하고 입을 크게 벌리면 큰 구멍이 보이고, 돋보기로 미세하게 들여다봐야 하는 땀구멍도 보입니다. 우리가 평소 무심히 지나쳤던 부분을 이 그림책을 통해 상세히 들여다볼 수 있습니다. 우리 몸 구석구석을 탐험하듯이 구멍을 찾아볼 수도 있겠네요. 임신하는 순간부터 세포분열을 통해 아기가 탄생하는 순간까지, 그리고 성장해나가는 모든 순간이 놀랍고 신기합니다. 아이가 초등학교에 입학하기 전부터 그림책을 통해 내 몸을 알아가는 과정인 셈이지요.

표지 상단에 '과학그림책'이라고 적혀 있습니다. 일상의 모든 부분이 과학입니다. 소아청소년과 진료실에서 진료를 볼 때도 구멍을 관찰합니다. 가슴과 등에 청진기를 대고 숨소리를 듣습니다. 왼쪽, 오른쪽 귀에 이경을 대고 귓구멍 안을 관찰하죠. 마지막으로 입안(구강)을 들여다보고 콧구멍 속을 관찰합니다. 구멍과 구멍이 연결된 부위도 있습니다. 콧물이 심하게 흐르거나 안쪽으로 흐르면 눈 위로 올라가기도 하죠. 콧물이 심한 친구들은 눈곱도 심합니다. 심한 콧물이 오래 지속되면 유아들은 중이염에 쉽게 걸리기도 합니다. 기침하고 가래가 끼면 입으로 뱉어내기도 하지요. 감기라는 증상 하나로 눈, 코, 입, 귀 인체의 모든 부위가 침범을 받습니다.

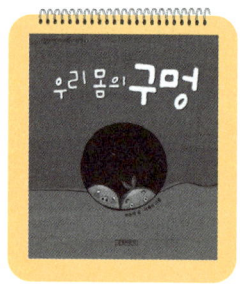

음식은 입으로 들어가서 어디로 나올까? 좁다란 식도를 지나고 둥그런 위를 지나고 꼬불꼬불 장을 지나, 모두 이곳에 모여. 찌꺼기가 쌓이고 또 쌓이면… (끄으응~)

그밖에 필요 없는 것들도 구멍으로 나와. 오줌이 나오고, 땀이 나오고, 방귀가 나오기도 해. 아기는 어디로 나올까? 아기는 아기 구멍으로 나와. 아기 구멍은 여자만 있지. 아기는 탯줄로 필요한 영양분을 받고 자라.

― 허은미 글, 이혜리 그림 《우리 몸의 구멍》

우리 몸의 구멍은 셀 수 없이 많습니다. 눈에 보이지 않지만, 피부 결을 따라 땀구멍도 많지요. 아이와 함께 이 그림책을 보면서, 음식을 먹고 소화를 하고 바깥으로 배출되는 과정도 이야기를 나누면 참 좋을 것 같습니다. 내가 먹은 음식이 이런 과정을 거치는구나, 그림을 통해 볼 수 있겠죠.

 그림책 재밌게 보는 방법을 알려드릴게요. 그림책은 글을 쓴 작가와 그림을 그린 작가가 있습니다. (물론 글 작가가 그림까지 그린 책들도 많습니다) 이 책을 쓴 허은미 작가는 수많은 인체와 관련한 그림책들을 만들었습니다.《똥은 참 대단해!》,《엄마 젖이 딱 좋아!》,《돌돌돌 내 배꼽》,《살아있는 뼈》 이 외에도 다양한 그림책을 선보였네요.《우리 몸의 구멍》을 아이와 함께 재미나고 신나게 읽었다면, 꼬리에 꼬리를 무는 것처럼, 허은미 작가님의 또 다른 책을 구입해서 읽어보세요. 그림책 앞면이나 뒷면에 작가님의 또 다른 책이 기재되어 있으니 참고하면 좋을 것 같아요. 저는《돌돌돌 내 배꼽》을 골랐습니다. 오늘도 성공입니다!
 저는 참외 배꼽입니다. 뜬금없이 배꼽 이야기냐고요?
 원고를 쓰면서《돌돌돌 내 배꼽》을 보고 있는데 '나만 왜 참외 배꼽일까?' 생각하던 때가 떠올랐습니다. 이 그림책을 읽다가 마지막 페이지에서 눈물이 터지고 말았어요. 다음번 그림책 모임에서 소개해야겠다고 생각했습니다.

그림책은 아이들만의 책이 아니란 걸 그림책 모임을 하면서 더욱 분명하게 깨달았답니다. 아이를 키우는 엄마들과 함께 그림책을 읽고 소통하다 보면 나도 모르게 눈물이 흘러나옵니다. 눈시울이 붉어지지요. 눈물을 참는 모습들도 보입니다. 그림책은요, 아이를 키우면서 아이와 함께 나눈 기억, 추억, 눈물, 웃음, 화내고 짜증 냈던 모든 모습이 담겨 있습니다. 내 아이를 떠올리면서 나의 엄마가 생각이 납니다. 내 아이를 생각하고 나의 엄마가 그리워서 눈물이 납니다.

아이와 함께했던 시간이 주마등처럼 지나가고 함께 경험한 추억들이 새록새록 떠오릅니다. 《돌돌돌 내 배꼽》을 읽으면서 첫아이를 낳을 때가 떠올랐습니다. 새벽에 양수가 터져 부랴부랴 산부인과에 전화했죠. 짐을 챙겨서 오라더군요. 남편과 함께 짐을 챙겨서 입원하고 아이를 맞이할 준비를 했어요. 분만촉진제를 맞으니 통증이 점점 심해집니다. 첫 분만이라 모든 것이 낯설었어요. 아파서 안절부절 못하니 남편이 눈물을 떨굽니다. 분만실에 들어갔어요. 남편의 얼굴을 보고 입술에 피가 날 정도로 힘을 주었어요. 정말 있는 힘을 다한 순간, 마침내 나의 첫아이가 태어났어요. 응애~ 응애~ 하는 소리에 온 힘이 풀어졌지요. 남편은 의료진의 안내에 따라 탯줄을 잘랐어요. 마침내 내 아이가 태어난 거예요. 나와 뱃속에서 열 달 동안 함께했던 아이가 세상에 태어난 거죠. 감격스러운 순간, 남편은 울고 있었어요. 남편과 나 사이에 태어난 조그만 생명 그 자체로 신기하고 참 기뻤습니다. 온 세상을 다 가진 듯한 느낌이었지요. 나의 첫아기를 만난 그 순간을 기억합니다. 사랑 가득했던 그 아기가 지금 13살이 되었네요.

 처음엔 너도 아주 작은 아기였지. 너는 기다란 줄로 엄마에게서 산소와 영양분을 받았어.
 네가 무럭무럭 자라 엄마 배에서 나오자 아빠가 싹둑, 그 줄을 잘랐지. 그 줄이 바로 탯줄이야. 탯줄은 네가 엄마 배 속에 있을 때 엄마와 너를 이어주던 줄이야.

— 허은미 《돌돌돌 내 배꼽》

참 신기하고 새로운 기분이 들었습니다. 늘 함께하는 배꼽인데, 이렇게 그림책을 통해서 보니 새로웠습니다. 엄마와 배꼽이 연결되어 있었다는 것만 알았지, 뱃속에서 엄마 영양분을 받으며 내가 어떻게 자랐는지, 태어나서는 어떻게 배꼽이 생겼는지, 그리고 아빠가 탯줄을 잘랐었구나, 하는 사실들을 이 그림책을 통해 잔잔히 바라볼 수 있었어요. 그리고 그 배꼽은 엄마와 나 사이의 사랑의 흔적이라는 사실도요.

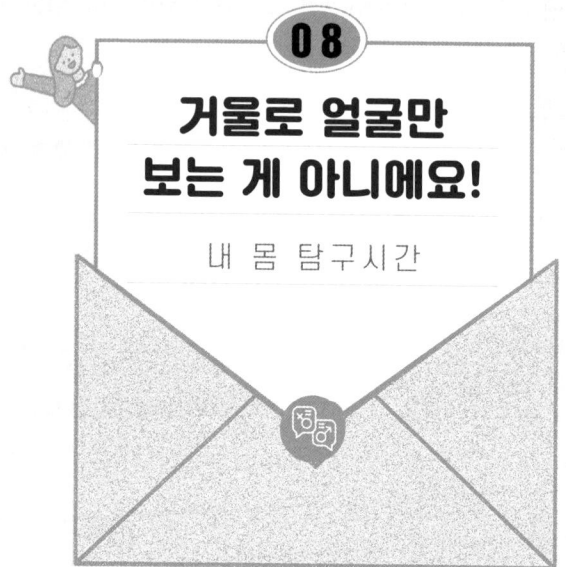

아이들은 거울을 참 좋아합니다. 아장아장 걷기 시작하는 아기들도 자신의 모습이 담긴 거울을 보는 재미에 한껏 빠집니다. 나의 모습을 있는 그대로 보여주는 거울은 세상 처음 만나는 가장 친한 친구가 됩니다. 저희 집 둘째도 집안 곳곳에 붙여둔 거울을 매일같이 바라보며 이쁜 표정을 짓습니다. 거실 벽에도 복도 옆에도 화장실 안쪽에도 아이의 눈높이에 맞추어서 거울을 붙여두었습니다.

거울은 세상 가장 솔직한 표현 도구랍니다. 이런 거울은 아이가 목욕하는 시간에도 필요합니다. 여자아이의 경우, 스스로 씻는 연습을 하거나 쪼그려 앉기 시작하면, 자그마한 손거울을 주세요. 아이가 먼저 궁금해서 물어보기도 합니다. 겉으로 드러난 남자의 성기와는 다르게 여자의 음부(음순)는 겉으로는 자세히 보기 어렵습니다. 실제로 아이들이 만지작거리는 클리토리스(음핵)는 직접 거울로 비추어보기 전에는 어렴풋이 짐작할 뿐입니다.

여자의 경우, 클리토리스(음핵)- 오줌 구멍- 질- 항문으로 이루어지는 데 말로 설명하기 참 어렵겠죠? 이럴 때 사용하는 도구가 손거울입니다. 아이들이 질문하지 않고 속으로 궁금해할 때도 있습니다. 실제 본 적이 없으니 어떻게 생겼는지도 모릅니다. 아이가 청소년이 되고 어른이 될 때까지 자신의 성기 모양이나 자세한 위치를 모른 채 성장하게 됩니다.

제 아이가 여섯 살 되던 무렵, 자신의 성기의 모습을 궁금해했습니다. 혼자 샤워를 하기 시작하면서 몸에 대해서 호기심이 생긴 것이죠. 그래서 손거울을 준비해주었습니다. 옷을 입고 지내는 평소에는 잘 모르지만 샤워할 때 자신의 소중한 부위를 씻으며 자연스럽게 볼 수도 있으니까요.

=='이렇게 생겼구나' 실제로 자신의 몸을 보는 것만으로도 아이들은 궁금증이 해결됩니다.== 쪼그려 앉은 자세에서 손거울로 비추어보았다면, 기억하고 있다가 스케치북에 함께 그려보는 것도 좋습니다. 알록달록 색깔로 표현하는 것도, 나만의 느낌대로 표현하는 것도, 나의 모습을 제대로 기억하는 데 도움이 됩니다. 또 한 가지 추천하고 싶은 놀이는 바로 클레이입니다. 아이들의 촉감 활동에 클레이나 슬라임이 좋다는 걸 아실 거예요. 우리 아이들은 클레이 하나로 온종일 놀기도 하는데요, 이 클레이로 음순 모양을 만들어보는 겁니다. 남자아이의 경우는 음경(고추)의 모양을 클레이로 표현하면 좋겠네요. 엄마 아빠 그리고 나의 얼굴을 그리듯이 아이들 각자의 생각을 이런 활동을 통해서 표현해보면 좋습니다. 실제로 다양한 교육 기관에서도 이런 활동들을 진행한다고 합니다.

저도 마흔 가까이 살아오면서 저의 성기를 거울로 비추어보기 시작한 건 얼마 되지 않습니다. 목욕탕에 손거울을 비치해두고 목욕하는 시간에 자신의 성기를 관찰해보세요.

아이를 키우면서 수많은 고민과 선택, 갈등, 고비를 만나게 됩니다. 올바른 선택과 결정을 하려면 나의 가치관과 인식이 제대로 정립되어 있어야 하겠지요. 나의 성기를 관찰하는 일도 마찬가지랍니다. 성기에 대한 정확한 용어를 사용하고 접하기 위해서는 내 몸이 어떻게 생겼는지 알아야 합니다. 거울로 성기를 관찰해보고 정확한 용어를 사용하는 일은 엄마뿐 아니라 아이의 가치관 정립에도 지대한 영향을 미치니까요.

성기도 엄연히 우리가 잘 알아야 하는 몸의 중요한 부분입니다. 어쩌면 생명과 연결되어 있어서 더욱 관심을 가지고 청결히 관리해야 하는 영역이기도 하지요. 아이들은 엄마를 따라하고 엄마를 통해 세상을 배웁니다. 목욕탕처럼 밝은 나만의 공간에서 어린 자녀와 함께 손거울을 사용해 몸을 관찰해보세요. 조명은 환하게 켜두시고요. 내가 나의 몸을 관찰하는 시간은 여유가 있어야 하겠죠.

맨 처음, 외음부로 불리는 바깥 생식기를 볼 수 있습니다. 낮은 의자에 앉아 (어린 자녀가 있는 가정에서 볼 수 있는 발받침대) 다리를 넓게 벌리고 거울을 비추어 봅니다. 음모가 생식기를 덮고 있고 바깥쪽 주름과 안쪽주름을 볼 수 있습니다. 바로 대음순과 소음순입니다. 우리가 '음순'이라고 말하는 부위가 바로 대음순, 소음순을 합해 부르는 용어입니다. 이 모양은 사람마다 다르게 생겼습니다. 우리가 상상하던 이미지와는 다르다는 것을 실제로 보면 알 수 있습니다. 책이나 영상, 매체에서 접하는 이미지는 설명하기 쉽고 보여주기 위해 많은 부분 다듬어지고 수정된 것입니다. 그래서 많이들 오해합니다. 나의 성기 모양이랑 다른데? 내 음순은 왜 짝짝이지? 내가 알던 것과 달라서 '하지 않아도 되는 고민'을 하기 시작합니다.

평소 거울을 통해 내 몸을 제대로 알고 관찰하던 친구들은 성기의 모양도 색도 다르다는 것을 자연스럽게 받아들입니다. 엄마와 함께 목욕탕에서 자신의 성기를 관찰하고 자신의 몸을 알아가는 시간이 켜켜이 쌓이고 쌓여서 올바른 가치관을 정립하는 데 도움이 되는 것은 바로 이런 이유에서입니다. 한꺼번에 하려고 하지 말고 내가 할 수 있는 부분을 조금씩 해나가면 됩니다.

성기를 관찰하는 또 다른 이유는 청결 문제입니다. 여성의 성기는 바깥으로 드러난 남성의 성기(음경)와는 다르게 주름으로 덮여 있습니다. 샤워할 때 겉 부분만 대충 쓱쓱 문지르고 씻어내면 성기의 피부 주름 사이사이에 껴있는 분비물을 완전히 씻어내지 못합니다. 아이들이 어릴 때는 손가락으로 성기의 주름 사이를 잘 벌려서 씻는 연습을 도와주어야 합니다. 가능한 한 스스로 할 수 있게 도와주고 마지막에 잘 씻었는지 확인하면 됩니다. 거울을 통해 내 몸을 알아가고 내 몸을 제대로 씻는 연습을 하면서 내 몸을 스스로 관리하고 사랑하게 됩니다.

  목욕탕에서 아이들과 함께할 수 있는 좋은 성교육이 또 하나 있습니다. 아이가 벗어둔 속옷(팬티)을 빠는 연습을 시켜보는 겁니다. 가끔 한 번씩 아이들 속옷을 조물조물 빨기 연습을 시켜주는 것이 좋습니다. 홀라당 벗어놓고 세탁기에 넣으셨을 텐데요. 소중한 부위를 가려주는 속옷을 만지고 조물조물 작은 손으로 빨다 보면 어느새 자신의 몸에도 관심을 가집니다. 완벽하게 빨래를 하라는 말이 아니라는 걸 아실 겁니다. 내 몸에 관한 관심이 속옷과 기본 생활습관에도 연결이 됩니다. 어떻게 입고 벗어두는지, 자신의 속옷을 빨아보고 어떻게 정리해두는지 알아가는 습관이 자리잡아갑니다.

  어리다고 모든 것을 부모가 해주다 보면 아이의 성장과 좋은 습관 형성에 오히려 방해가 될 수 있습니다. 아이 스스로 할 수 있는 것들은 직접 할 수 있게 기회를 주는 것도 부모의 역할입니다. 어린 시절부터 자리 잡은 습관은 이후에도 아이가 사춘기에 접어들어 생리를 시작하거나 사정(몽정)을 시작하게 될 때 긍정적으로 작용합니다.

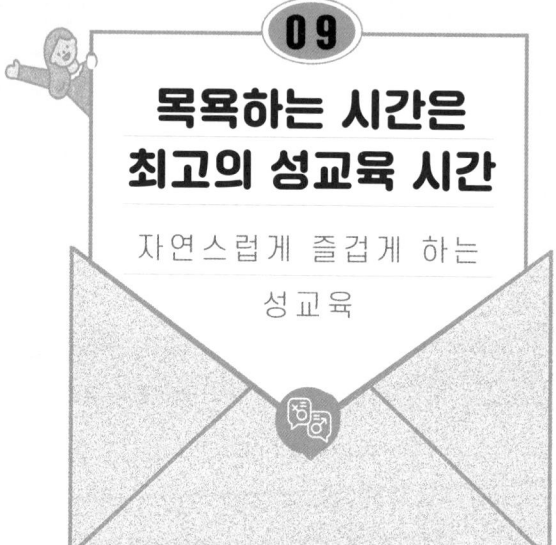

09
목욕하는 시간은 최고의 성교육 시간

자연스럽게 즐겁게 하는 성교육

"목욕탕에서 책을 읽어주라고요? 그게 가능한가요?"

대부분의 반응일 겁니다. 제가 그림책 강의를 하거나 그림책 모임에서 목욕탕에서 그림책 읽어주는 방법을 소개하면 반응이 대조적입니다. 아이들이 물장난을 쳐서 불가능하다는 답변과 "와! 그런 신박한 방법이 있었네요!"라며 놀라워하는 답변들.

우리는 생활 대부분을 이전에 하던 그대로 하는 습관이 있습니다. 그리고 책은 책상에 앉아서 읽는 것이 진리인 것처럼 살아왔어요. 하지만 잘 생각해보세요. 꼭 그래야 한다는 법이 있을까요? 책을 책상에 앉아서 보는 법이라도 정해져 있나요? 아닙니다. 그림책도 책도 어느 장소에서 어느 곳에서든 펼쳐서 볼 수 있습니다. 물이 있는 곳도 좋고, 주방 옆도 좋고, 엄마가 저녁 준비하는 시간에 식탁에서 그림책을 펼쳐 볼 수도 있습니다. 놀이터에서 놀면서 꺼내보아도 되고 흙이 묻어도 됩니다.

목욕탕에 들어가기 위해서는 옷을 벗어야 하죠. 속옷을 벗고 목욕탕에 들어갑니다. 따듯한 물속에서 아이가 목욕할 때 저는 가끔 아이 곁에서 발 받침대(아이 키우는 가정의 필수품)에 앉아서 그림책을 보여주고 읽어줍니다. 제가 생리하는 날에는 목욕탕에 함께 못 들어가니, 더 좋은 기회지요.

물에 젖으면 어떻게 하냐고요? 아이들이 욕실 안에서 마구 마구 물을 튀기는 경우가 아니라면 조금 멀찍이 앉아서 읽어주면 됩니다. 평소 옷을 입고 있을 때는 잘 모르지만, 옷을 벗고 샤워하는 동안은 자신의 몸을 자세히 살펴보게 됩니다. 가슴, 엉덩이, 음경, 음순 등 내 몸의 소중한 부위를 관찰하고 만지게 되지요. 엄마 아빠와 함께 목욕하면 차이점을 발견하고 즐거워하기도 합니다. 엄마 아빠는 털이 있네? 엄마 아빠는 나랑 다르네? 하면서 궁금해하지요. 잡아당겨보고 장난을 치기도 합니다. ==생명과 연결되는 소중한 부위에는 털이 자라서 보호해주는 거야, 라고 알려줄 수 있겠네요.== 엄마는 음순, 아들은 음경이라는 차이를 말해주어도 좋습니다. 목욕하는 시간은 최고의 성교육 시간입니다.

목욕탕에서 어떤 그림책을 읽어주면 좋을까요? 어떤 그림책이든 좋습니다. 성교육 그림책도 좋고, 평소 읽어주고 싶었던 그림책을 가져와도 좋습니다. 아이들이 유일하게 심심해하는 시간일 테니까요. 목욕탕에서는 휴대폰을 볼 수도 없고, 다른 놀이를 할 수도 없습니다. 아이들에게 심심한 시간을 만들어주는 것이지요. 엄마(아빠)와 그림책만이 있습니다. 다른 걸 할 게 없으니, 엄마 아빠가 읽어주는 그림책에 집중합니다. 아이가 좋아하는 공룡그림책이어도 처음에는 관심 없어 하다가 읽어주다 보면 어느새 다음 내용을 궁금해합니다.

제 방법이 통했나 봅니다. 한 마리 한 마리 사라지는 공룡 친구들이 못내 궁금한 눈치입니다. 이렇듯 아이들에게 심심한 시간을 주고 재미있는 그림책을 읽어준다면 아이는 그림책에 빠지는 계기가 됩니다. 일거양득의 효과인 셈이지요.

이번엔, 특별히 배변훈련을 하는 시기의 아이들에게 추천하고 싶은 그림책을 가져와 보았습니다. 파스텔 색조의 예쁜 색감으로 칠해진 박정희 글, 박세연 그림의 《응가 공주》입니다. 제가 개인적으로 좋아하는 천개의바람 출판사에서 펴낸 그림책으로, 표지 속 왕관을 쓴 공주의 얼굴 표정이 힘을 주고 있는 것 같습니다. 가만히 보니 공주가 앉은 의자가 변기 모양을 하고 있네요.

'응가 공주 님의 응가 시간입니다!'

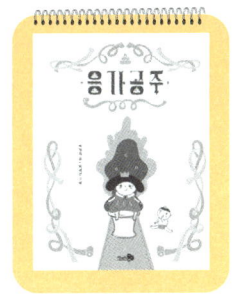

아침 시간이 되자 응가 공주는 궁전 화장실에서 응가 준비를 하고 백성들과 가족은 공주를 응원하기 위해 모여 있네요. 응가 공주의 응가를 위해 모두 응원을 하는데 응가가 잘 나오지 않나 봅니다. 황금빛 슬리퍼를 신어보고 그림책을 읽어주고 놀아달라고 하는 응가 공주. 배는 아픈데 시원하게 응가를 하지 못하는군요. 무슨 문제라도 있는 걸까요? 우리 아이들이 건강히 잘 자라기 위해서는 잘 먹고 대변도 잘 누어야겠지요. 특히 편식하는 친구들에게 웅가 공주는 메시지를 던져줍니다. 입에 맞는 음식을 먹는 것도 좋지만 웅가도 잘 하려면 영양가도 있는 음식을 골고루 섭취해야 한다는 것을 말이지요.

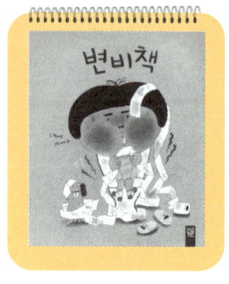

추천하고 싶은 그림책이 또 한 권 있습니다. 천미진 글, 이지은 그림의 《변비책》입니다. 앞표지에 끙차~ 끙차~ 힘을 주고 있는 한 친구의 얼굴이 보이네요. 휴지로 둘둘 말린 일그러진 얼굴이 인상적입니다. 며칠이나 똥을 못 누고 배가 풍선처럼 빵빵한 웅이. 뱃 속에서는 꾸르르륵 이상한 소리만 납니다. 변기에 앉아 투덜거리며 힘을 주어보지만 나오라는 똥은 안 나오고 방구만 자꾸 나옵니다. 웅이의 똥꼬가 말하고 코가 말하고 눈이 말합니다. 역시 골고루 음식을 먹지 않아서 똥이 잘 나오지 않았나 봅니다. 웅이의 입이 말하고 귀도 말하네요. 물도 많이 마셔~ 과일도 채소도 많이 먹어~ 라고 말이지요. 우리 웅이의 몸에서 건강한 똥이 퐁퐁 나올 수 있을까요?

아이들을 키우는 동안 우리는 참 다양한 일을 경험하지요. 잘 먹고 잘 자고 잘 누는 일이 기본 중의 기본이지만, 생각처럼 잘되지 않아요. 저도 그래요. 첫째를 키울 때는 몰랐던 상황들을 둘째 아이를 키우면서 많은 부분 새로이 경험하기도 했습니다. 주는 대로 척척 받아먹던 첫째와는 다르게 둘째는 입이 짧은 것인지, 왠지 제 의지대로 되지 않았어요. 그림책의 주인공들처럼 소시지만 골라 먹고 말이지요. 다양한 음식을 맛보는 것은 커다란 즐거움입니다. 조금이라도 먹는 습관을 들인다면 (새로운 시도를 하는 거지요) 성장하면서 자신의 입맛에 맞는 음식들을 먹게 될 겁니다. 특히 요즘처럼 햄버거나 피자가 즐비한 주변에서 눈을 떼기 쉬운 일이 아니거든요. 그런데도 가끔 외식할 때 즐기는 기가 막힌 된장찌개 맛에 아이의 입맛이 돌아오기도 하고요. 가족과 함께하는 맛집 여행은 맛의 재미와 즐거움을 더욱 가치 있게 만들어주지요. 맛의 재미를 그림책에서도 찾아볼 수 있답니다.

주변에서 그림책을 찾아볼 수 있나요? 눈을 살짝만 돌리면 그림책이 눈에 들어오나요? 만약 지금 주변에 그림책이 없다면 식탁에 침대에 바닥에 화장실 앞에 그림책을 한 권 두 권 세워두세요. 엄마가 좋아하는 그림책, 아이가 좋아하는 그림책, 그림이 예쁜 그림책, 웃긴 그림책, 또 보고 싶은 그림책, 어떤 그림책도 좋습니다.

성교육은 그림책에서 시작하면 됩니다. 화장실도 목욕탕도 예외가 아닙니다. 화장실 주변에, 화장지를 두는 공간에 그림책을 두어보세요.

==아이들이 책과 친해지는 가장 좋은 방법은 자주 보이는 것입니다. 눈에 보이는 곳곳에 책을 세워두세요. 소파도 좋고 창틀도 좋고 식탁 위도 좋습니다.== 아이들이 밥을 기다리면서 스르륵 볼 수 있는 그림책이면 됩니다. 맛있는 그림책이면 더더욱 좋겠지요?

목욕시간은 아이들에게 성에 대해 자연스럽게 구체적으로 알려줄 수 있는 좋은 기회입니다. 옷을 벗는 것부터 시작해서 나와 다른 부모, 형제자매의 몸을 보는 것, 자신의 몸을 만지고 바라보는 것, 내 몸 부위의 명칭을 말하는 것, 몸에 닿는 좋은 느낌과 싫은 느낌을 표현하는 이런 모든 과정이 목욕탕에서 자연스럽게 이루어질 수 있습니다.

갓난아기를 아기 욕조에서 씻기는 것에서 부모의 첫 관문이 시작되는 것 같습니다. 아기의 탯줄이 떨어져 나가는 순간은 또 어떻고요. 모든 과정 하나하나가 긴장되고 새로운 순간이었을 겁니다. 그랬던 아이가 엄마 아빠와 함께 목욕하고 물놀이를 하고 자신의 몸을 씻기 시작합니다. 나의 몸, 너의 몸을 알아가는 목욕탕에서 자연스럽게 신체 부위의 명칭과 씻는 방법을 알려주는 것부터 성교육이 시작됩니다.

말로 하기 어렵다면 목욕탕에서 시작해보세요. 아이들이 묻기 전에 말이지요. 화장실이나 목욕탕 근처에 성교육 그림책이나 부모안내서를 꽂아두면 도움이 됩니다. 필요할 때 그때그때 찾아볼 수 있거든요. 우리집 화장실 앞에는 작은 전면 책꽂이가 있는데, 몇 권의 그림책과 성교육안내서를 꽂아둡니다. 아이가 머리를 말리는 동안 풀썩 앞에 앉아서 그림책을 꺼내서 보기도 하고요. 어떤 식으로든 성교육과 그림책이 일상에 놓여있으면 됩니다. ==숨기거나 감추지 않고, 있는 그대로 알려주는 것이 성교육의 기본입니다.== 가정에서 그림책으로 시작해보세요. 일상의 모든 생활습관이 바로 나의 몸을 알고, 지키는 좋은 시작입니다.

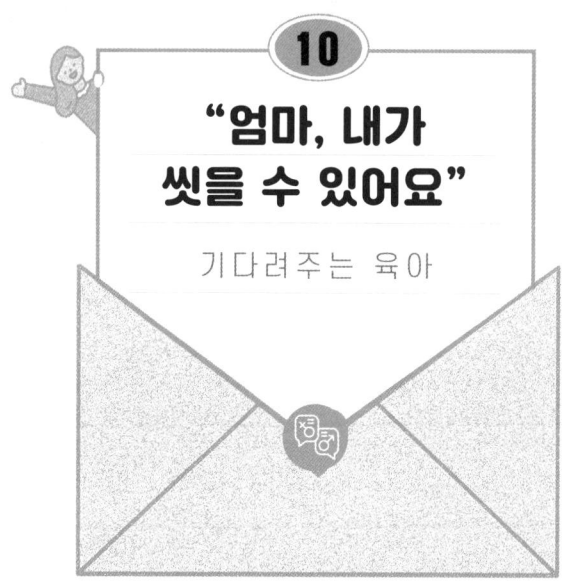

10
"엄마, 내가 씻을 수 있어요"

기다려주는 육아

"○○야, 음순 씻어볼까?"

아이와 목욕하는 시간입니다. 물놀이를 좋아하는 둘째 아이는 오늘도 목욕탕에서 한참을 놀았습니다. 목욕물을 받아두고 참방참방 물놀이를 하고 공주 인형 놀이도 합니다. 머리를 감기고 소중한 부위를 씻을 차례입니다. 평소 자신의 몸을 탐색하듯 여기저기 만지는 것을 좋아했던 아이는 자신의 팔이나 다리에 알록달록 색연필이나 색칠 도구를 이용해서 칠하는 것도 좋아할 정도로 자기 몸에 관심이 많고 호기심이 많았습니다.

아이가 다섯 살 무렵부터 음순이라는 용어를 사용하기 시작했습니다. 저도 제대로 성교육을 시작하기 전에는 몰랐습니다. 잠지라는 표현을 주로 사용했습니다. 하지만 이제는 '음순'이라고 말해줍니다. 아이도 처음에는 잘 못 따라하더니 (말이 늘어가는 단계여서) 이제는 제법 음순이라고 정확하게 따라합니다. 소중한 부위라는 것도 압니다. 아이는 이렇게 덧붙여 말하죠.

"다른 사람이 만지면 안 돼요. 소중한 부위는 나만 만질 수 있어요."

아이가 목욕할 때가 성교육하기에 좋은 타이밍입니다. 아이가 속옷을 벗고 목욕탕에 들어가면 자신의 몸을 관찰할 수 있습니다. 아이가 4~5살 무렵이 되면 부쩍 자신의 몸에 관심이 커집니다. 발가락, 손가락, 콧구멍, 가슴(특히 엄마 가슴), 엉덩이와 성기에 대해서도 궁금해하고 신기해합니다. 엄마 아빠와 함께라면 엄마 아빠와 다른 점을 찾아보고 물어볼 수도 있습니다. 엄마는 왜 나랑 달라? 아빠는 왜 나랑 달라? 그럴 때 설명해주시면 됩니다. 남자와 여자의 몸은 다르다는 것, 그리고 아이가 성장하면서 계속 또 달라질 거라는 걸 설명해주는 시간입니다.

"엄마(여자)의 몸에는 음순이 있고, 아빠(남자)의 몸에는 음경이 있어. 다른 사람들 앞에서는 만지지 않는 부위란다. 음경/음순은 나만 볼 수 있고 나만 만질 수 있어. 나중에 ○○도 커서 엄마(아빠)처럼 몸이 변할 거야. 엄마처럼 가슴도 나올 거고, 아빠처럼 근육이 단단해질 거란다. 우리 몸을 지켜주는 털도 생길 거야. 몸이 변하고 어른이 된다는 건 신기하고 참 좋은 일이야. ○○처럼 예쁜 아이도 만날 수 있단다."

아이의 시선에서 거대한 산처럼 보이는 엄마 아빠처럼 자신의 몸도 변할 거라는 사실을 알게 됩니다. 남자와 여자의 성기가 다르고 몸이 자라면서 점점 변할 거라는 걸 있는 그대로 알려줍니다. 아빠의 모습, 엄마의 모습을 보면서 아이는 자기만의 상상의 나래를 펼치게 되겠지요. 나도 어른이 되면 엄마 아빠처럼 자라는구나, 하고 말입니다. 성장하며 어른이 되는 과정이 두렵고 무서운 게 아니라 설레고 즐거울 수 있도록 긍정적인 이미지를 심어줄 수 있습니다.

아이와 함께 씻거나 옷을 벗을 때 주의해야 할 사항이 있습니다. 부모가 자신의 몸에 대해 부정적으로 표현하거나, 상대방의 몸을 뚱뚱하다고 놀리거나 안 좋게 말하는 것을 피해야 합니다. 아이들은 부모가 무심코 내뱉은 말을 듣고 따라합니다. 안 보는 것 같고 안 듣는 것 같아도 말이지요. 부모의 가치관이나 언행은 그대로 아이들에게 답습됩니다. 부모가 있는 그대로의 자신을 바라보고 인정하고 존중할 때, 아이도 자신의 몸을 있는 그대로 받아들이고 '이대로도 좋은 거구나, 괜찮구나' 인식하는 계기가 됩니다. 남과 비교하지 않고 '나 자신을 있는 그대로' 바라볼 때 충분히 아름답고 멋진 어른이 될 수 있다는 자신감이 생기겠지요.

> 어! 무슨 일이죠?
> 엄마가 몸을 씻겨 주려는데 왜 울음을 터뜨릴까요?
> "소중해 소중해는 내가 씻을 거야!"
> 그래요. 나의 몸은 나의 것.
> "이제 내가 씻을 수 있어."
> — 엔미 사키코 《소중해 소중해 나도 너도》

《소중해 소중해 나도 너도》에서는 아직 어린 유아들도 자신의 몸을 씻을 수 있다는 것, 그리고 간단하지만 실생활에서 필요한 부분들을 알려줍니다. 생각보다 아이들은 잘 성장하고 있고, 스스로 할 수 있는 영역이 많아지지요. 하지만 늘 아이 곁에서 함께하는 부모에게는 아직 어린아이로 보입니다. 그래서 (아이 스스로 할 수 있음에도) 엄마가 대신 씻겨주고 챙겨주고 먹여주고 입혀주지요. 스스로 하는 습관을 하나씩 들여주는 게 좋을 거 같습니다.

책에서 아이는, 엄마가 씻겨주려는데 "내가 씻을 거야!"라고 말하며 울음을 터뜨리네요. 나의 소중한 부위는 내가 씻을 수 있다는 걸 (아이의 소중한 부위는 아이의 것) 은연중에 부모들에게 알려줍니다. 저도 보면서 속으로 뜨끔했답니다. 내 아이도 스스로 씻고 싶었던 게 아닐까? 말은 안 했지만, 속으로는 불편했던 게 아닐까? 그후 저는 제가 씻는 모습을 먼저 보여주고 아이에게 '이렇게 하는 거야' 알려주었어요. 그리고 실제로 아이에게 "한번 씻어볼래?"라고 말하니 완벽하지는 않지만 스스로 씻으려고 노력하는 모습을 볼 수 있었어요.

이렇게나 혼자 할 수 있는 영역이 늘어가는데 부모인 제가 다 해주려고 했었네요. 빨리빨리 하는 게 좋은 것만은 아니라는 걸 알면서도 육아를 하다 보면 시간이 없으니 빨리 해치우려고 합니다. 씻는 것도 그렇고 먹는 것도 그렇고요. ==조급한 마음을 좀 내려놓고 아이가 스스로 할 수 있는 시간을 주고 기다려주는 것==, (말처럼 쉽진 않지만) 육아를 하는 데 있어 가장 중요한 부분인 것 같습니다.

여자와 남자는 씻는 방법도 다릅니다. 여자의 성기는 안쪽에 있고 남자의 성기는 바깥에 돌출되어 있습니다. 저도 어린 시절 오이를 잡고 남자처럼 오줌 누는 흉내를 내기도 했었는데요. (아빠가 찍어주신 오래 전 사진으로 확인했답니다) 여자아이들도 남자처럼 서서 고추를 잡고 오줌을 누는 흉내를 내기도 합니다. 따라하는 건 좋지만 제대로 씻고 닦는 방법을 알려주어야 합니다. 여자는 요도 입구와 항문이 가까워 앞에서 뒤로 닦아야 합니다. 항문에서 요도 입구 방향으로 닦게 되면 대장균에 감염되어 방광염에 걸리기 쉬우니까요. 일반 성인도 이런 사실을 잘 모르는 경우가 많아서 방광염에 걸리기도 한답니다. 어릴 때부터 아이가 스스로 닦는 연습을 시작하게 되면 '앞에서 뒤로' 닦을 수 있도록 알려주고 확인하는 과정이 필요합니다.

욕실에서는 어떻게 씻어야 할까요? 먼저 여자아이의 경우 쪼그려 앉아 따뜻한 물로 외음부를 씻어내는 연습을 하면 됩니다. 엄마가 씻는 모습을 먼저 보여주는 것이지요. 쪼그려 앉은 자세에서 물로 살살 외음부 주위를 씻어내는 모습을 보여주세요. 물로만 씻어도 되고 주름 사이를 부드럽게 씻어낼 수 있도록 반복해서 알려주어야 하겠죠. 만15세 이후가 되면 여성청결제를 사용해서 씻어도 되지만, 어린아이의 경우는 물로만 씻어내도 충분합니다. 만약 비누를 사용하더라도 몸의 피부를 씻듯이 부드럽게 문질러서 깨끗이 헹구어내면 됩니다.

남자아이의 경우는 좀 다릅니다. 성기의 모양이 다르듯이 씻는 방법도 다르겠죠? 남자아이는 서서 음경을 씻으면 됩니다. 이때 아프지 않을 정도로 포피를 몸쪽으로 당겨 따듯한 물로 씻은 다음 포피를 제자리로 두는 방법을 알려주세요. 오줌을 눌 때도 마찬가지입니다. 포피를 살짝 잡아당기는 그것만으로도 음경과 포피 사이에 때가 끼는 걸 예방할 수 있습니다. 스스로 씻는 연습은 4~5세부터도 가능합니다.

어린 유아기 때부터 포피를 당겨 씻는 연습을 해두면 포피 입구도 넓어지고 귀두 부분도 튀어나오게 되는 것이죠. 포피를 당기는 방법을 모르고 겉면만 씻게 되면 포피 입구가 좁아진 상태로 귀두 부분이 나오지 않아 사춘기 이후에 고민을 많이 하게 됩니다. 포경 부분(14. 포경수술 꼭 해야 하나요?)에서 다루는 내용이지만, 씻고 오줌 눌 때 포피를 당기는 연습만으로도 (가성포경인 경우) 상당 부분 개선이 되어 수술이 필요 없답니다.

설명하기 나름이겠지만 음핵의 명칭에 대해서 알려주는 것도 좋습니다. 남자의 음경에 해당하는 여성의 음핵은 외음부 윗부분에 살짝 볼록하게 튀어나와 있습니다. 여자아이들이 이 부분을 조몰락거리며 만지기도 한답니다. 볼록 튀어나와 있으니 궁금하고 신기한 거지요. 음핵은 남성의 음경에 해당하는데, 음경처럼 부드럽게 만져주면 기분이 좋아지기도 합니다. 정확한 사실을 알려주지 않으면 볼록 튀어나온 음핵에서 오줌이 나온다고 생각할 수도 있습니다.

음핵과 요도 입구는 엄연히 다른 곳입니다. 여성의 성기는 주름으로 덮여 있고 겉으로 보이지 않아서 거울로 비추어보는 것이 도움이 됩니다. 내 몸이 궁금해지기 시작하는 시기 5~6세 정도부터 쪼그려 앉아 거울로 비추어봐도 됩니다. 그리고 함께 스케치북에 그려보는 겁니다. (맨 위부터) 음핵 - 요도 입구 - 질 - 항문 순으로 생겼다는 것을 알려주면 됩니다. 아이와 즐겁게 색칠해볼 수도 있겠지요. 스케치북에 아이와 함께 나의 성기는 어떻게 생겼는지 함께 그려보고 나의 소중한 곳이기 때문에 깨끗이 씻어야 한다는 것을 가르쳐주면 좋습니다.

언제까지 함께 목욕할 수 있나요?

아이가 몸의 변화를
알아채기 시작하는 순간

저의 남편은 가끔 둘째 아이와 함께 목욕을 합니다. 아마 요즘은 많은 아빠들이 아이와 목욕을 할 거예요. 예전보다 자녀교육에 관심 있는 아빠들이 많아졌지요. 육아는 부부가 함께하는 거라는 걸 알게 되면서 엄마에 치중되었던 육아를 아빠들도 함께하는 가정이 제법 많아지고 있어서 다행입니다.

갓난아기 때부터 부부가 함께 아기를 씻기고 재우고 입히는 일이 자연스러워졌습니다. 특히 아이 목욕을 아빠가 전담해준다면 엄마는 그 시간에 밀린 집안일이나 청소를 할 수 있고, 아이도 아빠와 목욕하는 시간을 기쁘게 받아들이고 아빠와의 신뢰감이 형성될 수 있습니다. 아빠도 아이와 목욕을 하며 이야기를 나누고 씻겨주는 그 과정에서 당연히 친밀감도 형성되겠지요?

그림책 성교육 강의가 끝나고 궁금했던 점을 이야기 나누는 중에 한 아이의 엄마가 저에게 물어봅니다.

"아빠가 다섯 살 딸아이와 목욕하는 걸 너무 좋아하는데요. 언제까지 함께 목욕해도 되는지 궁금해요."

아이가 아빠의 성기를 보거나 만질 수도 있겠지요. 목욕하면서 아빠와의 스킨십도 많을 거고요. 목욕하는 시간은 아이들과 엄마 아빠의 몸을 대하고 자연스럽게 나와 같은 성, 다른 성에 대해 알아가는 좋은 기회입니다. 아이가 "아빠 고추!"라고 말한다고 해서 부위를 가릴 필요가 없습니다. "우리 ○○랑 다르지? 남자와 여자의 성이 다르단다." 하고 자연스럽게 알려주세요. 다만, 계속 만지려고 하거나 장난을 치는 행동은 '상대방의 소중한 부위'를 다치게 할 수도 있다는 것을 알려주세요. 내 몸이 소중하듯 상대방의 몸도 소중하기 때문에 함부로 대하지 않도록 주의시키는 것은 필요합니다.

아이가 초등학생이 되고 열 살 전후가 되어서도 부모와 함께 잠을 자는 경우가 생각보다 많습니다. 어린아이였던 내 아이가 성장하면서 몸(체형)의 변화가 일어납니다. 아이의 체형이 바뀌기 전에, 혹은 바뀌는 것을 느낀다면 목욕시간이나 잠자리를 분리해주는 것이 좋습니다. 평소에 함께 목욕했더라도, 아이의 몸에 변화가 일어나고 있다면 부모나 자녀의 사이가 어색해지고 불편한 감정을 느낄 수 있습니다. 아이가 성장하면서 공간의 분리가 그래서 중요합니다. 마냥 어린이인 줄 알았던, 엄마 아빠 말이라면 쪼르르 달려왔던 예쁜 내 아이가 성장했다는 뜻이니까요. 여자의 몸, 남자의 몸으로 변화하는 시기에 이때까지 해왔던 것처럼 함께 목욕하고 잠을 잔다면 왠지 모르게 불편한 감정을 느끼고, 말하기가 어려울지도 모릅니다.

10세 전후를 기점으로 이렇게 이야기하는 것이 좋습니다.
"○○야, 이제 너도 엄마 아빠처럼 몸이 변할 거야. 앞으로는 함께하는 목욕은 그만하기로 하자. 대신 혼자 하는 목욕이나 샤워가 어려울 수 있으니 엄마(아빠)가 목욕하는 시간 동안 옆에 있어 줄게. 우리 ○○ 이제 다 컸네~."

가능하면 아이의 신체변화가 있기 전에 부모가 먼저 이렇게 이야기를 꺼내주세요. 아이 관점에서 서운하거나 울음을 터뜨릴 수도 있지만, 아이의 성장 과정에서 적정선을 그어주는 것이 부모 입장에서도 앞으로 어떻게 아이를 대할지 생각해볼 수 있는 계기가 됩니다. 많은 부모님이 어린 시절 아이의 모습을 기억하고 아이와 밀착된 경험을 놓지 못하는 것 같습니다. 저도 그랬으니까요.

아이가 태어나면 부부의 삶보다는 부모로서의 삶의 비중이 더 커집니다. 아이를 온전히 책임져야 한다는 의무감, 오롯이 잘 키워내고 싶다는 바람이 커지기 마련이지요. 저는 아이가 부르면 언제든 달려갈 준비가 되어 있어야 했습니다. 그도 그럴 것이 그 당시 남편은 서울로 장시간 장거리 출퇴근을 하고 있었고, 친정과 시댁이 모두 먼 지방이어서 나홀로 육아를 감내해야 했습니다. 하지만 저는 아이와 함께하는 시간이 참 좋았습니다. 유치원 끝나면 도서관에 갔다가 오는 길에 떡볶이도 같이 먹고, 하원하는 길에 짜장면집에 들러 짜장면을 맛있게 먹고 오기도 했습니다. 쉬는 날이면 일산 교보문고에 아이와 단둘이 가서 있다 오는 시간이 참 행복했습니다.

아이가 초등학교에 입학할 때, 둘째가 태어났어요. 그림책을 읽어주며 잠이 들었고, 잠자는 시간에도 늘 함께였는데 이제 그럴 수 없게 되었습니다. 저와 첫째 아이는 떨어져 지내야 했습니다. 늘 함께하던 엄마는 동생과 함께 잠을 자고, 엄마만 바라보던 아이에게 저는 책을 읽어줄 수 없게 되었어요. 안방에 동생이 들어오면서, 첫째는 아마 자리를 뺏기는 기분을 느껴야 했을 겁니다. 자연스레 엄마와 떨어져서 자는 게 아니라 타의에 의해 어쩔 수 없이 엄마와 떨어져 자게 된 것이고, 저 또한 상황만 되면 첫째와 함께 자고 싶었습니다.

그러던 어느 날, 아이 학교 선생님과 상담을 하는 도중에 아이의 잠자리 독립(분리) 시기 이야기가 나왔습니다. 전화상이었지만 선생님께서는 차분히 제 이야기를 들어주셨고, 제 고민을 속 시원하게 풀어주셨습니다. 선생님 말씀이, 초등 이후 (고학년에 올라가서도) 부모와 아이가 함께 자는 경우가 많은데 지금부터라도 잠자리를 독립하는 게 좋다는 것이었습니다. 그때 든 느낌은 '아! 그래도 되는구나. 내가 내 아이를 아직 아기로 바라보고 있었구나!'였습니다. '성장하고 있는 아이를' 내가 놓지 못하고 있었던 거였습니다. 물론 항상 함께 잠자리에 들다가 혼자 잠이 들면 무섭고 엄마가 보고 싶고 당연히 그럴 겁니다. 조금 일렀을 수도 있는데, 하지만 일주일, 이주일이 지나고 (그 사이에도 무섭다고 울면서 오긴

했지요) 시간이 흐르니 아이는 이제 혼자서 책을 보며 잠이 들게 되었습니다.

아이가 어린 시절에는 안고 만지고 뽀뽀하고 어루만지는 감각과 느낌이 중요했다면, ==초등 이후부터는 아이의 몸과 마음이 성장하는 만큼 들어주는 일(Listening)이 정말 중요합니다.== 아이와의 거리를 유지해주는 겁니다. 이제껏 해왔던 만지고 뽀뽀하는 행동을 그대로 하면 아이 관점에서 불편하고 싫을 수도 있습니다. 부모는 서운하겠지만, 아이는 열심히 성장하고 있는 겁니다. 제가 제 아이에게 늘 하던 대로 접촉하려고 하면 이제는 당연히 거부하지요. (웃음) 엄마 아빠보다는 이제 친구와의 대화가 재미있고, 아이의 관심사가 많이 달라졌을 테니까요.

이제껏 안고 뽀뽀하고 스킨십으로 아이를 대했다면, 초등자녀 이후는 리스닝으로 변해야 합니다. 바라보고 들어주는 것, 아이를 믿고 기다려주는 것, 그게 부모의 역할 아닐까요?

12

아빠 성기를 자꾸 만지려고 해요!

가족 사이에 지켜야 할 경계 알려주기

아이들은 자신의 몸과 다르게 생긴 부모의 몸에 관심을 가집니다. 당연합니다. 정도의 차이는 있겠지만, 기저귀를 뗄 무렵부터 자신의 성기(음경/음순)를 보게 되고 만지게 됩니다. 어린이집이나 유치원에 가면 다른 친구들의 성기를 보는 일도 있을 겁니다. 대변을 가리는 시기(만 18개월부터)부터 아이들의 질문에 긍정적으로 반응해주면 아이들은 자연스럽게 일상생활 속에서 성교육을 받게 됩니다.

어린 유아들에게 추천해주고 싶은 그림책을 한 권 가져왔어요. 《오목이 볼록이》는 아이들이 좋아하는 뽀로로 친구들과 구성애 선생님이 함께하는 유아 성교육 그림책입니다.

특히 제 아이가 유독 좋아했던 그림책 중 하나인데요, 제목처럼 《오목이 볼록이》는 아이들에게 여자 남자의 차이점에 대해 알기 쉽게 그려내고 있습니다. 아이들에게 생소한 용어를 오목이와 볼록이로 설명하면서 오목이, 볼 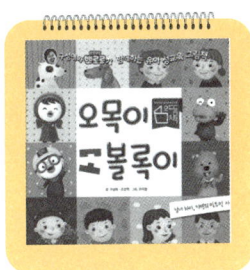 록이 스티커를 붙이는 재미도 있어서 아이들에게 인기 만점이랍니다. 아빠는 볼록이~ 엄마는 오목이~ 할아버지는 볼록이~ 할머니는 오목이~ 그림책 속에 있는 친구들을 부르면서 오목이 볼록이 놀이를 하고 특히 말을 배우기 시작하는 무렵의 친구들에게 《오목이 볼록이》는 좋은 친구가 되어줍니다.

어릴 때는 남자랑 여자가 크게 다르지 않아. 키도 비슷하고 목소리도 비슷하지.

"그럼 차이가 뭐예요?"

"남자는 서서 쉬하고, 여자는 앉아서 쉬한다는 게 다르지."

하지만 언니, 오빠가 되고 어른이 되어 갈수록 몸은 변하게 되지.

여자는 나이가 들수록 허리가 잘록해지고 엉덩이는 커져. 또 가슴이 볼록볼록해져서 새로운 속옷을 하나 더 입어야 하지.

남자는 나이가 들수록 근육이 불끈불끈 솟아 어깨가 떡 벌어지지. 게다가 까슬까슬 수염이 자라서 날마다 면도를 해 주어야만 해.

— 구성애, 조선학 《오목이 볼록이》

남자아이와 여자아이가 자라면서 자신의 몸이 어떻게 변하는지 이 그림책을 통해서 알 수 있겠네요. 특히 좋았던 부분은 아빠에게 난 수염에 관해 설명해주고 어른이 되면서 털이 자라는 과정을 볼 수 있어서 아이들이 어른이 된 자신의 몸을 상상할 수 있게 도와줍니다. 아이들이 훗날 자신의 성기와 겨드랑이에 털이 나고 몸이 변화하는 과정에 대해 거부감이 없이 자연스럽게 받아들이게 됩니다.

유독 둘째 아이가 아빠 성기에 관심을 보였습니다. 소변을 볼 때 아빠 성기에 관심을 가지고, 잠자기 전이나 놀이하는 시간에도 아빠 성기를 만지는 것을 즐거워했습니다. 마치 놀이처럼요. 기저귀를 벗는 시기라서 자신과는 다른 아빠의 몸이 궁금했던 거지요. 첫째는 그런 관심을 보인 적이 없었는데, 둘째는 유독 아빠를 따랐습니다. 문제는 과하다 싶을 정도로 만지려고 한다는 것이었습니다. 그냥 두어도 될지, 안 된다고 화를 내야 할지 판단이 서지 않았습니다. 저도 이제 막 성교육 공부를 시작했을 때라 명확한 기준이 없었고, 우선 남편의 반응을 살펴보았습니다. 처음에 몇 번은 아이가 장난으로 그럴 수 있다는 반응이었습니다. 아이가 아빠랑 함께 있는 시간에 스스럼없이 다가가는 모습이 안심되기도 했으니까요. 하지만 아이의 행동이 계속되자, 아빠는 '불편한 감정'을 표현했습니다. 양육자인 부모가 느끼는 감정이 불편하거나 불쾌하다면 아이에게 단호하게 안 된다고 알려주어야 합니다. 화를 내거나 혼내는 게 아니라 아이의 행동으로 인한 부모의 감정을 솔직하게 표현하는 것입니다. ==가족 사이에도 '경계'는 지켜져야 합니다.==

의외로 초등 이후에도 이런 경우를 종종 볼 수 있는데요. 제가 만난 한 어머님도 아이가 자꾸 가슴을 만지려고 해서 곤란하다며 상담을 요청해왔습니다. 내 아이니까 시간이 지나면 괜찮아지겠지, 하고 내버려 두어도 될까요? 여기서 중요한 건 엄마의 입장입니다. 포옹이나 스킨십을 하는 건 좋지만, 그 행동이 상대방(누구라도)을 불편하게 했다면 '하지 않는 다'가 정답입니다. 가족이라도 말이지요.

  부모가 자녀의 방문을 함부로 벌컥 열어서도 안 되고, 자녀가 부모의 경계에 허물없이 들어와도 안 됩니다. 부모와 자녀 사이에도 '경계'가 필요합니다. 어린 시기에는 한없이 사랑으로 보살피고 안고 접촉하지만, 초등 이후가 되면 달라져야 합니다. 아이들의 생각이 자라고 신체의 변화도 일어나기 때문입니다. 가족 간의 경계가 허물어져버리면 나중에 아이에게 사춘기가 찾아오거나 문제가 발생했을 때 서로의 영역과 위치에서 올바른 조언을 해줄 수 없게 됩니다.

  부모라는 자리는 참으로 어렵습니다. 부모가 되어보지 않으면 부모의 마음을 헤아리기 어렵습니다. 한 발 떨어져서 자녀의 성장을 지켜보고 믿고 응원하는 것, 그게 부모의 역할이라고 생각합니다. 아이가 성장하면서 문제들을 마주하게 되었을 때 아이가 상담을 요청할 수 있는 사람이 부모여야 합니다. 스스럼없이 일상을 이야기하고 고민을 상담할 수 있으려면 서로 경계를 지켜주어야 합니다. 귀를 기울이는 것이죠.

  "네가 엄마 가슴을 만지면 엄마가 불편해. 엄마가 너를 정말 사랑하지만, 가슴을 만지는 건 싫어. 이제는 하지 마."

단호하지만 화내지 않는 어조로 아이의 눈을 바라보면서 알려주어야 합니다. 한 번 해서 또 하면 한 번 더 알려주고 반복해서 아이가 '내가 싫어하는 행동'을 하지 않도록 알려주어야 합니다. 자녀에게 충격을 주기 싫어서 내가 불편함을 참고 지낸다는 것은 어떻게 보면 아이가 이후 사회생활을 하거나 연애를 할 때 상대방이 싫음에도 그 행동을 계속해도 된다는 여지를 남겨두는 것입니다. 누군가 불편함을 참는다는 것은 좋은 신체접촉과 사랑이 아닙니다. 엄마라도 아빠라도 자녀에게 말할 수 있어야 합니다. 너를 사랑하지만 네가 이렇게 행동하는 것은 불편하고 싫다는 것을 알려주어야 합니다. 그래야 나의 자녀가 다른 사람들과 함께 지내는 사회에서 상대방을 배려하고 의견을 묻고 존중하는 건강한 성인으로 자라게 될 것입니다.

13 자신의 성기를 조몰락거리는 아이, 괜찮을까요?

예의와 원칙 알려주기

생각 외로 많은 부모들이 아이가 음경/음순을 조몰락거리는데 그냥두어도 괜찮은지? 하지 말라고 해도 계속 만지는데 어떻게 해야 좋을지 고민이라고 저에게 물어봅니다. 결론부터 말씀드리자면 그냥두어도 괜찮습니다. 우리가 별생각 없이 보드라운 귓불을 만진다든지, 심심해서 하는 행동처럼 큰 의미를 두지는 않습니다. 하지만 아이가 자신의 성기를 만질 때 유의해야 할 점이 있습니다. 남들이 보는 공간이나 장소에서는 하지 않는다는 원칙을 알려주세요. 그리고 아이가 잠깐 성기를 조몰락거리다가 그만두지 않고, 그 행동에 심취해 있다면 관심을 다른 곳으로 유도해주는 것이 좋습니다. 아이들은 별생각 없이 성기를 만지지만, 그 행동이 남들이 보기에 좋은 행동이 아니라는 것을 알려주어야 하지요.

특별한 경우도 있습니다. 아이에게 최근 어떤 환경의 변화가 있었거나, 동생이 태어나서 관심이 부족했다면 아이의 마음을 먼저 들여다보아야 합니다. 아이 나름의 결핍이 있어서 성기를 만지는 행위로 관심을 끌거나 정서적인 결핍을 채우려고 하는 경우입니다. 과도하게 성기를 만지는 행위에 집착하거나 시간이 길어질 때는 소아청소년과 전문의와 상의하거나, 아이와 단둘이서 시간을 보내는 등 행동의 변화를 위한 방법을 찾아보는 것이 좋습니다.

유아 성교육 그림책 중 《호야는 똥침쟁이》는 유아 자위부분을 다루고 있어 아이들과 함께 읽어보면 좋습니다.

즐거운 놀이 시간이 계속됐어요. 놀이터에 모인 친구들은 시소도 타고, 술래잡기도 하고, 땅따먹기도 하며 신나게 놀았지요. 그런데 모래 장난을 하던 호야가 조물조물 고추를 만지기 시작했어요. 그 모습을 본 엄마가 말씀하셨어요.

"호야, 우리 다 같이 춤추고 놀까?"

엄마가 먼저 엉덩이를 흔들흔들, 신나게 춤을 췄어요. 태현이도, 소연이도 쌜룩, 쌜룩!

현이는 까닥, 까닥, 민이는 점프, 점프! 그 모습을 본 호야도 신이 나서 덩실덩실 춤을 췄어요.

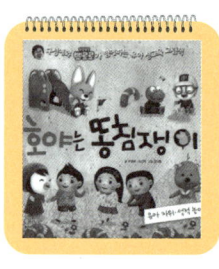

《호야는 똥침쟁이》의 호야처럼 성기를 조몰락거리는 아이들이 있습니다. 우리 아이만 그런 거 아니었어? 네, 의외로 많은 아이가 자신의 성기나 배꼽, 가슴 등을 조몰락거리며 장난치듯 만지기도 한답니다. 제 그림책 강의를 들은 한 어머님이 강의가 끝나고 질문을 하셨어요. 자신의 네 살 아이가 성기를 만진다고 걱정이 된다면서요. 아이들이 자신의 몸을 탐색하고 만지는 자연스러운 과정임을 받아들이면 됩니다. 아이는 무심히, 심심해서, 호기심에, 그냥 만지다가 그만두기도 합니다. 자신의 몸을 만지는 게 재미있기도 합니다. 물론 바깥이나 공공장소에서는 그런 행위를 하지 않도록 주의할 필요는 있습니다. 집 안에서 보통은 목욕하고 나오면서 조몰락거리는 친구들이 있습니다. 속옷을 갖춰 입을 때는 보이지 않았는데, 내 몸을 보게 되고 성기 부분이 노출되면서 신기하거든요. 아이들이 성기를 조몰락거리다가도 이내 그만두는 경우도 많습니다. "자, 이제 속옷을 입을까?", "우리 이제 맛있는 거 먹을까?"라고 말하며 시선을 돌려주세요. "재미있어? 어떤 느낌이야?" 물어봐도 됩니다. 깊이 몰두하거나 지나치게 집착하는 경우를 제외하고는 대부분은 시선을 돌리기 마련이니 잠깐 시간을 가지고 기다려주세요.

여아의 경우 음순 위에 볼록하게 올라온 음핵 부위를 만지고 놀기도 합니다. 이곳저곳을 탐험하는 거지요. 대부분 아이는 4~5세 무렵부터 자신의 몸에 관심을 가지고 호기심이 많아집니다. 귓불을 만지는 느낌(우리집 둘째는 아직도 잠잘 때 엄마의 귓불을 잡고 잔답니다), 팔꿈치를 만지는 느낌, 손가락 사이사이를 씻어보는 느낌 등 몸의 이곳저곳을 만지다 보면 자연스레 성기에도 관심을 가지기 시작합니다. 성기에서 졸졸 오줌이 나오고, 말랑말랑했던 고추가 단단해지기도 하니 아이들은 신기하고 재미있겠지요? 기분이 좋기도 하고요. 아이들이 자신의 성기를 만지면서 독특한 냄새를 맡기도 하는데, 자신의 몸을 만지고 탐험하는 건강한 경험은 아이들이 성장하는 데 필요한 과정이에요. 나의 몸은 이런 느낌이고,

만져보니 기분이 좋고, 이렇게 생겼구나! 신체 일부를 자연스럽게 받아들이게 되는 거죠. 이런 과정은 이후 아이가 성장하면서 자신의 몸을 있는 그대로 받아들이고 긍정하는 데에도 큰 도움이 됩니다. 나의 몸을 탐색하는 것은 부끄럽고 나쁜 것이 아니라 건강하게 성장하는 과정입니다. 아이가 자신의 몸을 탐색할 때 부모가 보이는 반응에 따라 자녀의 성 가치관이 달라지기도 합니다.

머리로는 다음에 이렇게 해야지 마음먹었다가도 막상 아이 앞에서는 어떻게 해야 할지 어떻게 말해야 할지 곤란한 경험이 있을 텐데요. 하나하나 해나가면 되고, 이번에 잘 안 되면 다음번에 이렇게 해볼까? 생각하면 됩니다. 예의와 매너를 알려주는 것이 중요합니다. 《호야는 똥침쟁이》에서 본 것처럼 호야가 어떤 손으로 고추를 만졌나요? 모래놀이를 하던 손으로 고추를 만졌지요. 모래 속에는 먼지나 세균이 있으니 손을 깨끗이 씻으라고 알려주면 좋습니다. 아이가 조몰락거리며 만지고 있으면 (친구들이 다 함께 있는 공공장소에서) 다른 재미있는 활동이나 놀이로 시선을 돌려주세요. 대부분의 아이들은 더 재미있는 환경이나 놀이를 제공해주면 그쪽으로 방향을 돌립니다.

정리를 해보면, 아이가 성기를 탐색하더라도 다음의 3가지 원칙을 알려주시고 아이가 지킬 수 있도록 도와주세요.

1. 손을 깨끗이 씻어요
2. 공공장소에서는 만지지 않아요
   (혼자만의 공간에서 만져요)
3. 다른 재미있는 활동을 하거나 사람들과 어울려요

  자신의 성기를 만지는 건 절대 나쁜 일이 아니지요. 하지만 누군가 보는 앞에서 만지는 건 부끄러운 일입니다. 나만의 소중한 부위는 나만이 볼 수 있고 나만이 만질 수 있다는 걸 기억하지요? 혼자 있는 공간이나 이불 속에서만 만질 수 있도록 매너와 규칙을 알려주어야 합니다.
  유아들도 자위를 합니다. 손으로 자신의 성기나 배꼽, 젖꼭지를 만지고 성기를 비비거나 문대는 행위에요. 이런 자위 행위는 자신의 몸을 알아가고 탐색하는 과정에서 일어나는 자연스러운 현상으로 너무 당황하거나 조급해하지 않아도 된답니다. 지나치게 못 하게 하거나 혼을 내기보다는 자신의 소중한 부위를 다치지 않도록 알려주는 게 중요하답니다. 다만 집착할 정도로 몰두를 한다면 아이만의 이유가 있을 것이므로 소아청소년과 전문의와 상담하는 등 원인을 알고 해결해주는 것이 필요합니다.

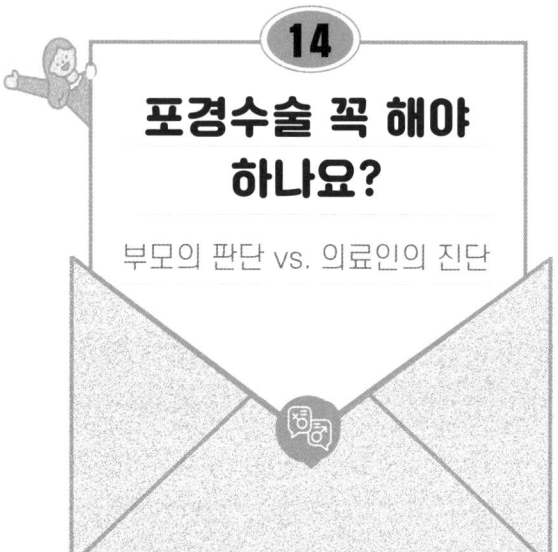

14
포경수술 꼭 해야 하나요?

부모의 판단 vs. 의료인의 진단

옛날에는 우스갯소리로 '포경수술'을 '고래 잡으러 간다'고 표현했습니다. 뜻은 다르지만 '고래를 잡는 일'이라는 한자가 포경(捕鯨)이거든요.

남자아이에게 포경수술은 성장하면서 당연히 해야 하는 통과의례처럼 여겨지기도 했고요. 포경, 포경수술 하는데 '포경'이 어떤 뜻인지 알고 계시나요?

- 포경(包莖) : 음경의 끝이 껍질에 싸여 있는 것. 또는 그런 성기

네이버 국어사전을 검색하면, 포경은 음경의 끝이 껍질에 싸여 있는 상태를 의미하는 의학용어라고 나옵니다. 즉, 포경은 포피를 몸 쪽으로 당겨도 귀두가 나오지 않는 상태입니다. 왜 귀두가 나오지 않을까요? 갓난아기일 때는 음경의 귀두가 포피에 덮여 있습니다. 포경인 상태이지요. 포경에도 두 종류가 있는데, 진성포경과 가성포경입니다. 진성포경이란 포피를 아무리 뒤집어도 귀두가 전혀 보이지 않는 상태를 말합니다. 반면 평소에는 귀두가 포피에 싸여 있다가 손으로 살짝 잡아당기면 귀두가 나오는 상태를 가성포경이라고 합니다. 실제로 이런 가성포경은 수술이 필요 없습니다. 성인 남성의 70% 가까이 가성포경이라고 하니 실제로 수술이 필요한 경우는 일부분이겠네요.

출생 당시에 대부분 남아는 귀두와 포피가 들러붙어 있거나 포피 입구가 좁아서 잡아당겨도 귀두가 나오지 않습니다. 하지만 이런 경우도 특별한 경우에 제외하고는 씻는 연습을 통해 많은 부분 개선이 됩니다. 아이의 편에 서서 아프지 않을 정도로 포피를 몸 쪽으로 당겨서 샤워기로 부드럽게 씻어내면 됩니다. 샤워하거나 목욕할 때 이런 방식으로 계속 연습하다 보면 시간이 지날수록 서서히 들러붙어 있던 부분이 떨어지면서 포피 입구도 넓어지고 귀두도 튀어나오게 됩니다. 이런 연습을 언제부터 할 수 있을까요? 바로 유아기부터 시작할 수 있습니다.

기저귀를 떼는 무렵인 3~4세부터 이런 연습이 가능하다는 걸 아시나요? 아이가 아직 어린데, 엄마 아빠가 씻겨줘야 하는데, 하실 거예요. 물론 부모 관점에서 아직 어린아이고 혼자서 할 수 없을 것 같지요. 하지만 어린아이들도 서툴러서 그렇지 충분히 연습하고 자신의 몸을 씻는 과정을 통해서 해낼 수 있습니다. 부모 눈에는 미숙하고 서툴러 보여도 자신의 몸을 씻어보는 경험은 스스로 해낼 수 있다는 긍정의 성취감에 좋은 영향을 줍니다.

사실 남자아이를 키우는 많은 부모님이 제대로 씻는 방법을 모릅니다. 그래서 보통 포피를 잡아당기지 않고 겉만 씻겨주는 경우가 많습니다. 겉만 씻으면 어떻게 될까요? 음경과 포피 사이에 때가 끼는 경우가 있는데, 그대로 염증을 일으킬 수도 있겠지요. 소변을 눌 때도 마찬가집니다. 아이가 소변을 눌 때 평소 씻는 연습(포피를 몸쪽으로 잡아당기는)이 되어 있는 친구라면, 소변을 눌 때도 살짝 잡아당겨 음경 끝에 오줌이 묻는 것을 예방하겠지요.

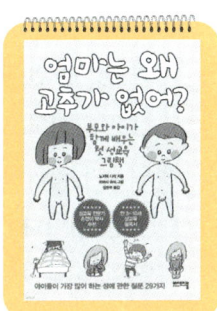

포경은 절대 병이 아니지만, 어릴 때부터 포피가 벗겨져 있는 쪽이 청결한 것은 사실입니다. 사춘기 이전의 포경은 욕실에서 몸을 씻을 때 음경의 포피를 조금씩 벗겨 귀두가 나오게 하는 연습을 꾸준히 하면 반드시 귀두 부분이 드러납니다. 단, 굉장히 예민한 곳인 만큼 무리하면 안 돼요. 아이 스스로 할 수 있게 독려해야 합니다.

— 노자마 나미 《엄마는 왜 고추가 없어?》

아이를 씻길 때는 아빠가 하는 것이 좋습니다. 한두 번 정도는 엄마가 아이 곁에서 보여주고 아이가 실제로 할 수 있게 도와줍니다. 4~5세 정도 되면 아이들도 자신의 몸을 돌볼 수 있습니다. 여자아이도 쪼그려 앉아서 자신의 음순을 씻어보는 연습을 하고, 남자아이도 포피를 잡아당겨 자신의 음경을 씻어보는 연습을 합니다. 엄마 아빠는 아이가 하는 것을 도와주고 바르게 할 수 있도록 교정해주시면 됩니다. 그리고 실제로 엄마 아빠의 몸을 씻는 것을 보여주세요. "이렇게 하는 거야~ 한번 해볼래?"라고요.

사춘기가 아니라, ==4~7세 시기에 아이들에게 스스로 포피를 잡아당겨 씻어볼 수 있도록 기회를 주세요.== 유아기 때부터 한 번, 두 번, 열 번, 몇 달이 지나가는 동안 아이들은 스스로 몸을 관리하고 특히 포피 입구가 좁았던 남자아이들은 포피 입구가 넓어지고 귀두가 튀어나오는 변화의 모습 또한 볼 수 있을 겁니다. 아이가 열 살 무렵까지는 남자들 대부분이 가성포경이라고 올바른 지식을 알려주는 것이 좋습니다. 그리고 제대로 씻는 방법을 알려주면서 "열 셀 때까지 포피를 벗겨보자. 시작!" 아이를 격려해보는 건 어떨까요?

이런 연습과 씻는 과정에도 불구하고 귀두가 튀어나오지 않고 포피가 들러붙어 있을 때는 의사 선생님과 상의를 하고 필요한 경우 포경수술을 받을 수도 있겠지요. 아이들이 어릴 때 섣불리 '부모의 판단으로' 포경수술을 하기보다는, 아이들이 성장하면서 포피를 잡아당기며 씻는 연습을 하는데도 귀두가 튀어나오지 않거나, 이물질이 포피 사이에 끼어 염증을 일으키는 등 아이가 스스로 불편하다고 느낄 때 포경수술을 선택할 수 있게 도와주세요.

생각보다 많은 부모님이 병원에 가는 걸 꺼립니다. 감기나 열이 나는 경우와 마찬가지로 아이들 생식기에도 감기처럼 치료가 필요한 때가 있습니다. 소아청소년과, 가정의학과, 비뇨기과(여자아이는 산부인과)에서 아이가 성장하면서 마주하게 되는 다양한 경우를 상담하고 진료 받을 수 있습니다. '우리 애만 이상한 거 아닌가?', '이런 걸로 병원에 가도 되나?', '물어보기 창피한데' 하는 부분들이 있을 수 있습니다. 나만 겪고 있는 것처럼 보이는 문제들이 실제로는 많은 부모와 아이들이 경험하고 겪고 있는 문제이기도 하지요.

의사들은 실제로 아주 많은 케이스를 경험하고 임상에서 무수한 사례들을 접하기 때문에, 두려워하지 마시고 사소한 문제라도 참지 말고 의료인의 도움을 받으시기 바랍니다. 의사의 말 한마디에 속이 후련해진 경험을 해보셨을 거예요.

나는 내 아이만 대하기 때문에 경험의 폭이 좁을 수밖에 없습니다. 하지만 의사는 객관적인 입장에서 아이와 부모를 대합니다. 평소 궁금했던 사항을 메모해서 가는 것도 도움이 됩니다. 막상 의사 앞에서는 후다닥 진료만 보고 나가야 한다는 생각에 정작 물어보고 싶었던 것들을 못 물어보고 나오는 경우가 많지요? 다시 들어가기도 어렵고요. 의료진 상담도 환자의 권리입니다. 우리가 식당에 가서 돈을 내고 식사하는 것과 같습니다. 상담하고 진찰받는 모든 행위가 진료비에 포함되어 있고, 의료인은 전문지식과 다양한 경험, 사례를 갖고 있으므로 궁금한 것은 모두 물어보세요. 꼭 어디 다쳐서, 아파서 병원을 찾는 것이 아니라 평소 의료적인 상담이 필요한 부분이 있다면 전문가의 도움을 받으시면 좋겠습니다.

제가 방문해서 성교육을 진행한 가정에서도 둘째 아이의 포경수술에 대해 궁금해했습니다. 포피가 젖혀지지 않는데 포경수술을 해야 할지 고민하고 있었습니다. 병원에 가는 것을 꺼리는 모습이 보였지요. 그래서 제가 어머니에게 말씀드렸습니다. 소아청소년과든 비뇨기과든 병원에 가서 상담을 받아보시라고 말이지요. 포피를 위로 잡아당기는 연습을 해도 안 되는 경우가 있습니다. 지켜봐야 할 상황일 수도 있겠지요. 아이의 성기 부분에 염증이 생길 수 있는지, 포경수술이 필요한 상황에 해당하는지, 귀두를 씻는 연습만으로 가능한 상황인지 전문가의 의견을 듣고 아이와 함께 상의하는 과정이 필요합니다.

사춘기 이후에는 대부분 포피를 젖힐 수 있게 되지만 염증이 반복해서 생기거나 다른 이유로 인해 포경수술이 필요한 예도 있습니다. ==중요한 건 아이의 의견입니다. 아이의 몸은 아이의 것입니다.== 아이가 스스로 불편함을 느껴서 수술이 필요하다고 말하는 경우를 제외하고 아무리 부모라 하더라도 아이의 신체 부위를 절개(수술) 하는 행위를 무심코 결정해서는 안 되겠지요. 적어도 제 책을 본 독자님들은 그러시지 않기를 바랍니다.

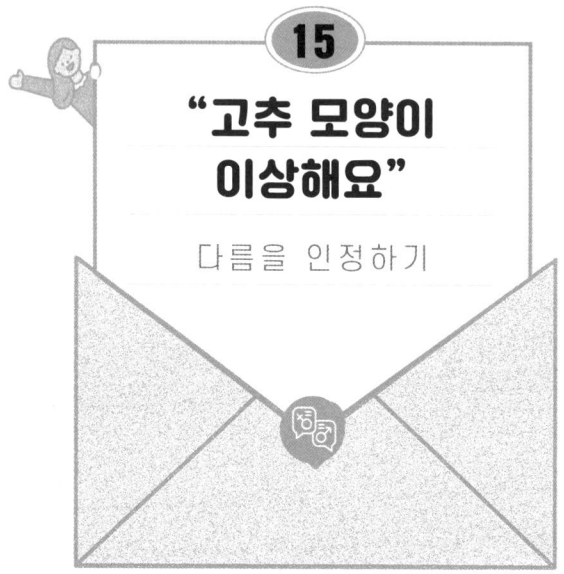

15

"고추 모양이 이상해요"

다름을 인정하기

부모님 또는 아이 본인이 고추 모양이 이상하다고 생각하거나 말로 표현한 적 있으신가요? 우리는 생각보다 이미지와 모양, 생김새에 대해서 많은 고민을 하고 궁금해합니다. 아이의 성장을 나타내는 키, 몸무게, 체질량지수는 물론이고 손 모양, 발 모양, 눈이 짝짝이인지 괜찮은지? 바깥으로 보여지는 부분이라 더 많이 의식하고 친구들에게 놀림을 받지는 않을지 관심을 가지고 지켜보게 됩니다.

유아들은 나의 몸과 다른 사람의 몸을 구분하기 시작하면서 차이점을 알아갑니다. 남자와 여자의 성기 모양이 다른 걸 보고 궁금해합니다. 아빠의 고추와 자신의 고추를 비교해보기도 합니다. 우리 몸은 겉으로 드러내도 되는 부위와 속옷을 입고 감추어야 하는 부위가 있죠. 이 세상에 똑같은 사람은 한 사람도 없습니다. 얼굴 생김새, 키, 발 모양, 피부색, 머리 모양 등 모두 다릅니다. 일란성 쌍둥이라 할지라도 완전히 똑같지는 않죠. 이 세상에 나란 존재는 단 한 사람뿐입니다.

남들과 다르다고 해서 비정상일까요? 눈이 크고 작고, 입술이 도톰하고 얇고, 피부가 까무잡잡하고 하얗고, 다른 것이지 틀린 게 아닙니다. 외모가 다르다고 해서 친구를 놀리면 될까요? 키가 작다고 친구를 놀리면 될까요? 겉으로 보이는 외형, 생김새뿐만 아니라 겉으로 드러나지 않은 음순/음경, 가슴의 모양도 마찬가지입니다. 사람마다 다 다릅니다. 음경의 색깔,

모양, 음순의 색깔, 모양, 가슴의 크기, 모양이 다 다르죠.

음경의 크기에 대해 오해하는 분들이 많습니다. 음경(고추)이 커야만 남자답고, 좋은 걸까요? 음경의 크기는 발기했을 때 5cm 정도만 되어도 정상입니다. 아이들이 어릴 때부터 성교육이 필요한 이유가 바로 여기에 있습니다.

이런 잘못된 편견으로 상처받는 사람들이 생각보다 많습니다. 자신의 몸을 있는 그대로 받아들여본 경험 없이, 성인이 되었을 때 자신의 몸과 성기를 흔히 접하는 영상물(특히 음란물)을 통해 부정적으로 바라볼 수 있겠지요. 아이들이 엄마 아빠에게 자신의 성기 모양이나 크기에 관해 궁금해하거나 걱정스러운 어투로 물어본다면 이렇게 답해주세요.

==“음경의 크기나 모양은 사람마다 모두 다르단다. 눈, 코, 입이 다 다른 것처럼 고추 모양도 그래. 멋있네. 근사하네.”==

중요한 건 아이를 있는 그대로 인정하고 긍정적으로 반응해주는 겁니다. 이렇게 자신의 몸에 대해 부모가 긍정적으로 반응해줌으로써 아이는 자기 몸을 있는 그대로 바라보고, 사랑하는데 중요한 기초가 된답니다.

여자아이는 어떨까요? 여자아이는 성장하면서 가슴 몽우리가 생기고 엄마처럼 가슴이 커지겠지요? 가슴 역시 사람 모두 다릅니다. 어떤 사람은 가슴이 크고 어떤 사람은 작고,

젖꼭지가 크거나 작고, 젖꼭지나 가슴의 색도 조금씩은 다르답니다. 초등 이후가 되면 여자아이들의 가슴이 발달하는데 이때 필요한 것이 브래지어입니다. 가슴을 가려주거나 받쳐주는 속옷이지요. 가슴의 변화를 자연스럽게 받아들일 수 있게 미리 알려주는 것이 필요하겠네요.

가슴과 젖꼭지는 모양도 다양해. 가슴 자체의 크기와 모양도 그렇지만, 유두와 유륜의 모양, 크기, 색깔도 사람마다 다 달라. 젖꼭지가 안쪽으로 들어가 있는 사람도 있어. 이걸 함몰 유두라고 하는데, 유두가 뾰족하게 튀어나와 있는 게 아니라 움푹하게 파여 있는 거야.

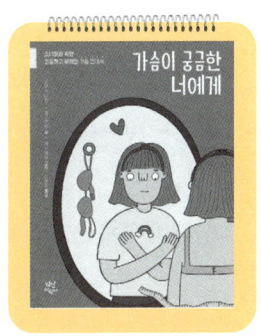

— 유미 스타인스, 멜리사 캉 《가슴이 궁금한 너에게》

가슴의 성장발달에 대해 궁금하거나 아이에게 설명이 필요할 때 꺼내보면 좋은 책입니다. 이 책에서도 말하듯 가슴과 젖꼭지는 모양도 크기도 다양합니다. 사람마다 눈, 코, 입이 다르듯이 가슴도 그래요. 여자뿐 아니라 남자 중에서도 가슴이 특히 발달한 사람이 있습니다. 가슴의 발달은 유전의 영향도 받는데요, 내 가족을 보면 아, 나도 가슴이 이렇게 발달하겠구나! 짐작해볼 수 있습니다. 가슴이 크다고 가슴이 작다고 놀린다거나 그런 행동을 해서는 안 되겠지요. 가슴이 커서 좋은 점도 불편한 점도 있으니까요. 여성의 가슴은 특히 아이를 낳고 모유 수유를 할 때 중요한 역할을 합니다. 아이에게 젖을 물리고 모유를 주지요. 미용상뿐 아니라 가슴은 위대한 역할을 합니다. 우리 몸에서 중요하지 않은 부분은 없습니다. 어떤 사람은 자극에 민감하고 어떤 사람은 자극에 둔감합니다. 가슴이 특히 그렇지요. 부부 사이에도 스킨십할 때, 가슴을 만지면 좋은 사람이 있고 불편한 사람이 있다는 걸 기억해야 합니다. 지레짐작으로 이렇게 하면 좋아하겠지?가 아니라 상대방에게 느낌이나 감각을 물어보고 대화하는 겁니다. 모든 사람이 느끼는 감각이나 느낌이 다르듯이 상대방의 몸과 마음을 존중해주는 연습이 필요합니다.

 가슴뿐 아니라 음순의 모양으로 고민하는 경우도 많습니다. 아이가 성장하면서 음순의 모양이나 주름, 크기, 색깔에 대해서 궁금해할 수 있습니다. 저 역시 음순의 모양이 정상인지? 내 모양이 남들과 다른지? 고민한 적이 있었습니다. 양쪽 주름이 짝짝이인 경우도 많고 음순의 색도 모두 다릅니다. 아이들에게 가장 좋은 건 '거울로 내 모습 보기'입니다. 목욕할 때 손거울을 가지고 성기의 모습을 비추어보는 거지요. 겉으로 보이지 않으니 알 수가 없습니다. 성기 위에 볼록하게 튀어나온 음핵도 평소에는 보기가 어렵습니다. 거울로 내 성기를 관찰해보는 것은 좋은 경험이 됩니다.

  의외로 사춘기를 지나는 무렵의 아이들이 자신의 성기(음순/음경) 또는 가슴의 모양이나 크기, 색에 대해 고민하는 경우가 많습니다. 누군가에게 털어놓고 물어볼 수가 없으니 더욱 그렇지요. 특히 영상매체에서 보여주는 이미지는 예쁘게 보이기 위한 것일 뿐 (성형수술을 하는 경우도 있고요) 그에 따른 부작용이 생길 수 있다는 걸 알아야 합니다. 자연스러운 나의 모습, 있는 그대로의 나의 모습을 바라봅니다.

  모두 다 다른 것을 인정하고, 나만 이런 거 아니야? 라고 생각될 때 그렇지 않다는 걸 아는 것만으로 많은 위안과 안심이 됩니다. 다만 친구들 사이에서 외모 콤플렉스를 심하게 느낀다든지, 보이는 이미지나 현상으로 위축되고 소외되는 기분이 든다면 의사 선생님과의 상담을 통해 치료나 방법을 찾아볼 수 있겠네요. 어느 과든 상관이 없습니다. 소아청소년과, 산부인과(비뇨기과) 어느 과든 상담을 받아본다는 것이 중요하겠지요.

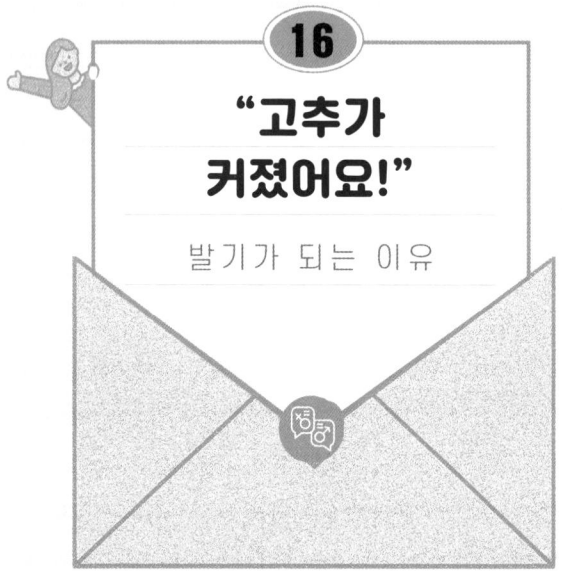

16 "고추가 커졌어요!"

발기가 되는 이유

어린 아기들도 발기한다는 걸 아시나요? 저도 몰랐습니다. 일단 저는 남자가 아니고 남자아이를 키워본 적이 없습니다. 소아청소년과에 오랜 기간 간호사로 근무하면서 간접경험과 스스로 배움을 통해서 '발기'에 대해서 알게 되었습니다. 그리고 40년 가까이 가져온 '성적 상상을 통해 발기한다'는 편견을 깨버릴 수 있었죠. 상대방의 성을 알아가는 건 꽤 중요합니다. 본문에서도 여러 차례 언급하는 내용이지만, 자신의 성과 다른 성을 배우는데 그치지 않고, 서로의 성을 알아가고 공부해나가는 것은 결국 내가 상대를 존중하고 이해하고 배려하는 사회생활의 기본이 됩니다.

성적인 상상을 해서 발기를 하는 경우도 많지만, 이외에 다양한 이유와 상황으로 발기를 합니다. 발기는 나이 성별에 상관없이 누구나 경험하는 일입니다. 태어나는 순간부터(태아 시기에도) 발기하는 모습이 관찰됩니다. 자연스러운 현상이지요. 그럼 왜 발기를 하는 걸까요?

먼저 발기는 어떤 자극 때문에 나타나는데 ==성적 자극일 수도 있고, 단순한 외부 자극(신체활동이나 놀이)에 의해서 발기가 되기도 합니다.== 특히 어린 친구들이 놀이하거나 운동을 하다가 발기하는 경우가 제법 많은데, 발기에 대한 사전지식이 없는 상태에서 아이들이 고민을 털어놓는다면 부모들은 당황스럽기만 합니다. 특히 공공장소에서 발기가 되면 민망하고 어디론가 숨고 싶을 거예요. 친구들에게 놀림을 당하는 일도 있습니다. 이는 성적 상상을 통해서만 발기한다는 잘못된 편견을 가지고 있어서 그런 거예요. 하나씩 알아가면 되니 미리부터 겁먹지 마시고요. 만약 이런 경우는 외투를 입고 있으면 옷으로 가린다든지, 가방이나 소지품을 가지고 있다면 그 부위를 가려주는 것이 예의라는 것을 아이들에게 알려주세요. 다리를 꼬는 방법도 있습니다. 아이들과 터놓고 이야기하는 시간을 가져보세요. 이런 일이 생길 경우 어떻게 하면 좋을지 아이들과 이야기하다 보면 좋은 아이디어가 떠오를 수도 있을 테니까요.

두 번째로는 잠을 잘 때 음경이 발기하기도 합니다. 수면 중에도 음경은 3~4번 정도 발기를 하는데 노르에피네프린이라는 호르몬과 관련이 있습니다. 동맥이 이완하면서 (음경을 싸고 있는) 해면체에 피가 몰리면서 발기하는 것이죠. 아침에 깨어났을 때 발기가 되는 경우가 종종 있는데 방광에 소변이 차서 음경으로 이어진 혈관을 눌러 발기상태가 됩니다. 아침에 일어나 소변을 누면 발기가 사라지지요. 마찬가지로 소변이 마려울 때 발기가 되기도 해요. 가끔은 아주 편안한 상태에서 발기가 되기도 합니다. 아무 생각 없이 몸이 이완된 상태에서 발기가 되는 경우는 부교감신경과 관련이 있습니다. 들어보셨을 거예요. 우리 몸을 구성하는 교감신경과 부교감신경 중 교감신경은 긴장할 때 나타나지요. 부교감신경은 긴장하지 않고 몸이 이완된 편안한 상태를 의미하는데, 발기는 부교감신경에 해당합니다. 그래서 우리가 아무 생각 없이 멍때리거나 편안한 상태에서 발기가 더 자주 일어납니다.

스스로를 지키는 힘을 키우기 위해서는 내 몸에 대해 먼저 알아야 합니다. 네 살 무렵부터 내 몸의 소중한 부위가 어디인지 알려주고, 다른 사람이 내 몸을 만지거나 보면 안 된다는 것을 반복해서 얘기해주어야 합니다. 샤워하거나 속옷을 갈아입을 때 일상에서 자연스럽게 지속해서 알려준다면 아이들은 당연하게 받아들입니다.

내 몸 교육이 바르게 이루어진 친구들은 평소 길러온 감각을 통해 위험을 감지하고 '이것이 잘못된 거구나'라는 걸 알아차립니다. 그리고 도움을 요청할 수 있겠죠. 내 몸 교육에서 또 한 가지 중요한 게 여자도 발기를 한다는 사실입니다.

여자가 어떻게 발기를 해? 싶지요? 그런데 생각해보세요. 남자들만 자위하나요? 어른만 자위하나요? 아닙니다. 여자도 자위하고 어린아이들도 자위합니다. 유아 자위는 자기 몸을 탐색하기 시작한 것이라고 보면 됩니다. 내 몸에 관심이 있고 음경(음순), 배꼽, 가슴 등을 만지면 기분이 좋다는 느낌을 알게 되는 것이죠. 심하게 몰두하거나 집착하는 게 아니라면 다른 활동으로 시선을 끌어주세요. 음경이 발기하듯이 음핵도 성적으로 흥분할 때 부풀어 오릅니다. 발기하는 것이죠. 알아차리기 힘듭니다. 다만 음순과 음부가 부풀고 살짝 뻐근한 느낌이 든다면 음핵이 발기했다는 걸 알아차릴 수 있습니다.

인티 차베즈 페레즈의 《일단, 성교육을 합니다》에서는 다음과 같이 음핵을 설명합니다.

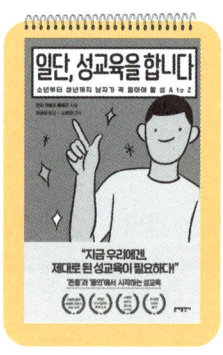

소음순의 위쪽에 아까 말한 진주알 같은 것, 즉 음핵(클리토리스)이 위치합니다. 여성의 음핵은 남성의 음경을 연상시킵니다. 음핵은 성적 흥분 시 몸 안쪽에 위치한 음핵 몸체가 부풀어오르며 발기합니다. 그러나 음핵 귀두는 음핵 포피 안쪽으로 들어갑니다. 음핵에는 8천 개 이상의 감각세포가 있어 직접적인 접촉은 너무 자극적일 수 있습니다. 그래서 음핵은 스스로 포피 안으로 들어가 간접 자극을 통해 성적 만족을 느낍니다.

이처럼 여성도 발기를 하고 음핵이 커지고 단단해집니다. 흥분하지 않은 상태에서는 음핵이 음경보다 더 길다고 하는데, 음핵의 대부분이 몸속에 있어서 우리 눈에 안 보일 뿐이지요. 처음에는 같은 형태였던 남녀의 성기가 임신 3개월이

지나면서 남자는 겉으로 드러나 '음경'이 되고 여자는 몸 안으로 들어가 '음핵'으로 남는 것이랍니다. 이렇게 남자의 음경과 여자의 음핵은 그 근원이 같습니다. 신비로운 우리 몸을 제대로 알고 사랑해야겠다는 생각이 들지 않나요?

이제부터라도 나의 몸을 알고 기분 좋아지는 느낌을 탐색하는 과정이 필요합니다. 부부관계라면 더욱 그럴 거 같습니다. 아이들에게 성교육하기 전에 나는 '나의 몸'을 어떻게 바라보고 대하는지 알아야 하겠죠. 어린 시절 야단을 맞은 기억도 있을 것이고, 성과 관련된 관심이나 질문은 억압되었던 당시를 생각하면 쉽지 않을 거예요. 여자들에게도 음핵이라는 좋은 성감대를 가지고 있다는 것을 알고 자연스럽게 받아들이고 표현하는 연습부터 해보세요.

발기한다고 해서 모두 성적 상상을 하는 것은 아니라는 사실, 남자와 마찬가지로 여자도 발기한다는 사실, 우리는 모두 성적인 존재임을 알고 인지하는 것부터 나의 몸 교육이 시작됩니다. 우리가 성에 대해 오픈하고 서로의 성에 질문하고 알아갈수록 우리가 가지고 있던 막연한 두려움을 떨치고 제대로 된 성교육을 시작할 수 있을 겁니다.

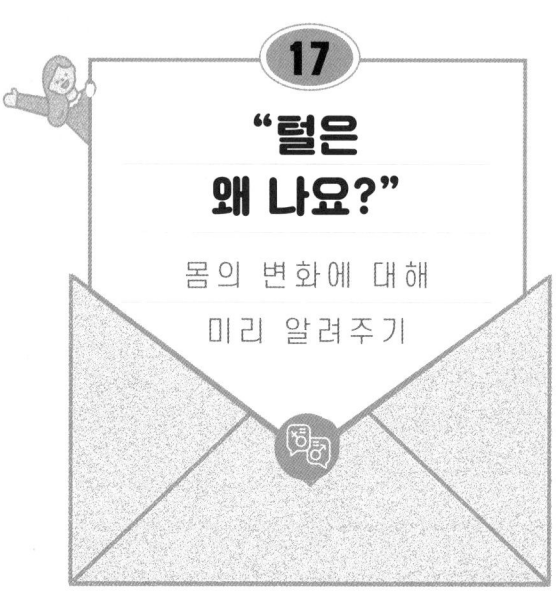

17

"털은 왜 나요?"

몸의 변화에 대해 미리 알려주기

털은 어른이 되어가는 과정에서 성기에도 나고 겨드랑이에도 납니다. 우리 몸의 중요한 부위를 지키기 위해서 털이 자랍니다. 여자의 경우는 난소에서 난자가 자라는데, 소중한 생명의 씨앗인 난자를 보호하기 위해 성기 주변으로 털이 자라납니다. 남자는 어디일까요? 남자는 고환에서 정자가 만들어집니다. 마찬가지로 생명의 근원인 정자를 만들어내는 고환을 보호하기 위해서 성기 주변에 털이 자라나게 됩니다.

우리 몸에는 성기, 겨드랑이 말고도 신체 부위마다 다양한 털이 있습니다. 얼굴에는 눈썹, 속눈썹이 있어 눈을 보호해주고, 콧구멍에는 코털이 있어 코를 보호해주지요. 귓구멍에는 귀털이 있어 귀 안을 보호해주고 피부에는 눈에는 잘 보이지 않지만, 잔털이 굉장히 많이 있어 피부표면을 보호해줍니다. 우리 몸은 외부환경이나 온도에 따라 체온을 조절하거나 땀을 배출합니다. 털도 우리 몸을 지키고 방어하는 데 아주 중요한 역할을 한답니다.

아이들에게 설명할 때 구구절절 장황하게 이야기하지 않아도 됩니다. 아이들이 궁금해하는 것만 설명해주고 따라하도록 알려줍니다. 저는 이렇게 이야기하죠.

"어른이 되면 엄마처럼 털이 날거야. 소중한 부위를 지켜요. (음순을 가리키며 말합니다) 다른 사람이 음순이나 엉덩이를 만지려고 하면?"

아이들이 대답합니다.

"안 돼요. 싫어요. 하지 마세요."

저는 음순이라는 용어를 아이가 여섯 살이 되면서 알려주었고, 아이는 처음에는 부정확했지만, 이제는 '음순'이라는 말을 제대로 따라합니다. 그리고 "소중한 부위를 지켜요.", "내 몸을 지켜요."라고 천천히 또박또박 얘기합니다.

요즘은 어린이집이나 유치원에서도 '아이들을 위한 성교육' 시간을 가집니다. 더없이 반가운 교육인데요, 저희 아이가 다니는 유치원에서도 성교육 강의를 진행해서, 실제 산부인과에서 가서 엄마 배 속에서 자랄 때의 모형을 보기도 하고, 선생님께 들은 설명을 집에 와서 엄마에게 알려주기도 하더라고요. 성교육이 어린 유아 시절부터 필요하다는 사실을 인식하고 어린이집, 유치원 등의 기관에서 많은 부분 함께해 주고 있어서 다행입니다.

아이들이 성장하고 사춘기에 접어들면서 털이 나겠지요? 털이 자라는 것을 싫어하거나 불편해하는 경우가 있는데요. 아이들에게 어린 시절부터 미리 몸의 변화에 대해 알려주는 것만으로도 아이들은 자신의 성장에 대해 (이후 경험하게 되는 신체변화에 대해) 긍정적으로 받아들이게 된답니다. 그리고 나도 나중에 멋진 아빠, 멋진 엄마의 모습이 되겠지? 상상하게 됩니다.

아이들은 자신이 성장한 모습을 상상하거나 '다음에 이런 사람이 돼야지' 하고 생각하는 것을 좋아합니다. 어린 유아들에게 엄마 아빠는 신과 같은 존재입니다. 엄마 아빠가 하는 말이라면 무조건 다 맞고 엄청나게 대단하고 멋진 사람으로 보이죠. 나도 아빠처럼 멋있고 훌륭한 사람이 돼야지, 나도 엄마처럼 키가 크고 멋진 사람이 돼야지, 아이들도 자신만의 공간에서 이런 상상을 한답니다. 립스틱을 바르며 예쁜 엄마의 모습을 따라해보기도 하고, "힘이 세요." 하며 아빠 흉내를 내보면서 말이지요. 아이들은 엄마 아빠가 멋있고 좋아서 따라하는 겁니다. 바쁘더라도 가끔 멋을 내보세요. 아이들에게 좋은 본보기가 될 수 있습니다. 아이들에게 그 경험들이 모이고 모여 자신이 앞으로 어떻게 성장하고 싶은지 롤모델을 만들어가게 됩니다. 그것이 엄마 아빠라면 더없이 좋겠지요?

그림책을 통해서도 어른으로 성장했을 때의 모습을 상상해 볼 수 있습니다.

앤서니 브라운의 책《우리 아빠가 최고야》에는 최고로 멋진 아빠의 모습이 그려집니다. 남자아이가 어른이 되었을 때 몸이 커지고 수염도 자라는 등 몸의 변화에 대해 알기 쉽게 보여주고 있어 아이들과 함께 읽기 좋습니다.

춤도 멋지게 추고, 노래도 굉장히 잘 부른다.
축구는 또 얼마나 잘 하는데!

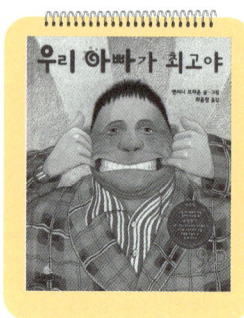

그리고 나를 얼마나 웃겨 주는지 모른다.

나는 우리 아빠가 정말 좋다. 왜 그런지 알아?

아빠가 나를 사랑하니까. 지금도 그리고 앞으로도...

― 앤서니 브라운 《우리 아빠가 최고야》

어린아이의 몸이 성장하면서 엄마 아빠처럼 가슴이 나오고 겨드랑이와 성기 주변에 털이 나게 됩니다. 남자의 몸은 단단해지고 얼굴에는 수염이 자라는 모습도 볼 수 있습니다. 아이들은 말하겠죠? 아빠도 수염 났는데! 아빠가 내 얼굴에 부비부비하거나 뽀뽀할 때 까슬한 감촉을 느끼는 것도 수염 때문이라는 것을 아이들은 배울 수 있습니다. 아, 지금은 안 났지만 나도 어른이 되면 아빠처럼 수염이 자라겠구나 하는 것을 알게 됩니다.

사람만 털이 나나요? 동물들도 털이 있습니다. 동물들도 자신을 지키기 위해 털이 있고 털이 난다는 것을 함께 알려주면 좋습니다. 매끈한 피부를 보호하기 위해서 털이 난다는 것,

생명을 보호하기 위해서 털이 자란다는 것, 동물들도 털이 있어서 자신을 지킬 수 있다는 등의 다양한 표현으로 털에 관해 이야기해볼 수 있겠네요.

아이들은 그림책을 볼 때 그림 위주로 살펴보고 그림책 속 인물들의 표정을 유독 좋아하고 따라한답니다. 글자 위주로 읽어내려가는 어른과 다르게 아이들은 어른이 보지 못하고 놓치는 부분을 아주 예리하게 관찰해냅니다. 저희 아이들과 그림책을 볼 때면 아이들은 늘 제가 생각지도 못했던 부분들을 찾아냅니다. 슬픈 표정, 웃긴 표정, 개구진 입 모양, 화난 표정 등 아이들은 그림책을 통해 다양한 감정 표현을 익히고 배웁니다. 아이의 표정을 따라해주는 것도 참 좋은 방법입니다. 나의 감정을 솔직하게 표현하고 내 감정이 어떤지 알아가는 연습을 하는 겁니다.

늘 아기같고 내가 다 해주어야 할 것 같지만, 어느 순간 돌아보면 언제 이렇게 컸나? 싶을 정도로 아이들은 몸과 마음이 쑥쑥 자라고 있습니다. 이럴 때 부모는 아이의 감정이 어떤지 살펴봐주어야 하고, 속상한 일이 있었더라도 잠자리에서 함께 읽는 그림책 한 권으로 그날의 기분과 감정을 잘 달래줄 수 있을 겁니다.

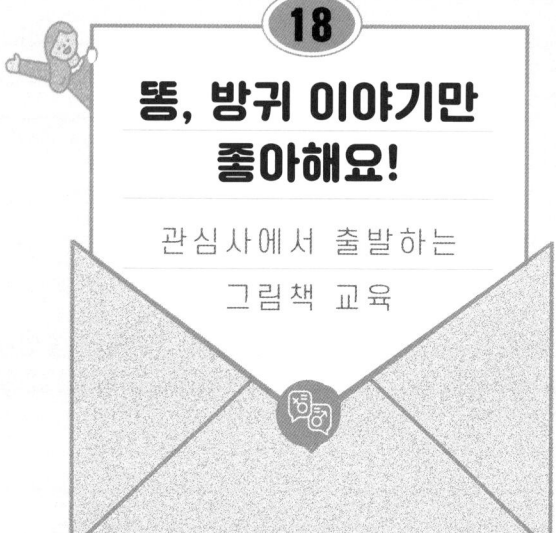

18

똥, 방귀 이야기만 좋아해요!

관심사에서 출발하는 그림책 교육

제가 그림책 강의를 할 때마다 부모님들이 특히 공감해주시는 부분이 있습니다.

"아이들이 좋아하는 게 뭘까요? 바로 똥, 방귀입니다. 아이들이 좋아하는 그림책으로 시작하면 됩니다."

이렇게 말씀드리면 부모님들은 웃음을 터뜨리며 정말 좋아하십니다. 그리고 깊이 공감하시죠. 그도 그럴 것이 내 아이만 유독 똥, 방귀를 좋아하는 줄 알았는데, 그게 아니었던 거죠! 내 아이만 특별히 그런 게 아니라는 사실 하나만으로도 부모님들은 안도하고 좋아합니다.

아이들은 똥, 방귀 이야기를 정말 좋아합니다. 왜 그럴까요? 아이들이 똥 이야기를 좋아하는 이유는 배변훈련을 시작할 때 부모의 관심과 사랑을 듬뿍 받아서입니다. 아이가 기저귀를 차다가 보통 18~24개월 무렵부터 배변훈련을 시작합니다. 아기 변기에 앉아서 힘을 주는 것부터 시작하여 모든 것이 아이에게는 새로운 경험입니다. 한 번 시도해보고 안 되면 다음번에 다시 해보고, 똥을 변기에 누기 위해서 참 많은 연습과정을 거치게 됩니다.

엄마가 화장실 변기에 앉아서 응가 하는 시늉을 합니다. 힘을 끄응~ 주면서 "이렇게 하면 돼~" 보여줍니다. 아이도 자신의 변기에 앉아서 끄응~ 힘을 줍니다. 여러 번의 시도 끝에 아이는 변기에 똥 누기를 성공합니다. 그 순간, 부모는 '아이의 성공'에 손뼉을 치고 잘했다고 칭찬해줍니다. 아이도 자신이 만들어낸 결과물을 눈으로 보고 기뻐합니다. 아이는 이렇게 무한칭찬과 격려를 해준 부모의 모습을 기억합니다. 그 뜻깊은 성공의 경험은 아이에게도 '내가 해냈다'라는 기쁜 순간으로 자리 잡습니다.

3~4세 무렵의 유아에게 똥, 오줌을 누는 것은 이렇게 기분 좋고 자랑스러운 경험이 되고, 그 느낌을 기억하기 때문에 아이들은 똥, 방귀 이야기를 매우 좋아합니다. 이상한 게 아니라 어쩌면 자연스러운 반응이죠. 하지만 가족이랑 있을 때 뿐만 아니라 공공장소에서 큰 소리로 말하면 부모로서 눈치가 보이게 되죠. 그럴 때는 아이에게 진지하게 알려주세요. "너는 그렇게 말하면 재미있겠지만, 다른 사람이 듣기 싫어할 수도 있으니까 집 밖에서는 말하지 않기로 약속할까?" 혹은 "우리끼리만 이야기하는 게 어떨까?"라고요.

우리만의 약속, 우리만의 시간에 마음껏 똥, 방귀에 대해 이야기해볼 수 있습니다. 바로 그림책을 통해서죠. 생각보다 우리 주변에는 그림책들이 정말 많이 있습니다. 똥, 방귀와 관련된 그림책도 꽤 많습니다. 예전에는 그림책에 관한 관심이 지금처럼 크지 않았고 종류도 많이 없었던 게 사실입니다. 하지만 지금은 부모님들이 그림책 육아에 관심이 많고, 출판사도 좋은 그림책들을 매일(?) 출간하고 있습니다. 아이들의

'내가 해냈다!'라는 경험을 똥, 방귀와 연결하여 마음껏 이야기로 풀어내는 시간을 마련하는 게 중요합니다. 엄마 아빠와 함께 읽는다면 아이들은 더없이 기쁘겠죠?

제 아이도 그랬습니다. 첫째가 도서관에서 처음 발견한 앤드루 월의 《공룡똥》 그림책에는 여러 종류의 공룡이 똥을 누는 장면이 나옵니다. 다양한 공룡들이 나오고 공룡마다 누는 똥이 다양합니다. 똥 대포를 쏘아대기도 하고 다다다~ 완두콩 같은 똥을 발사하기도 하지요. 냄새가 정말 지독한 똥도 있고 누런 똥을 폭포처럼 쏟아내기도 하지요. 물론, 아이들이 좋아하는 공룡을 보는 재미도 있답니다. 브라키오사우루스, 이구아노돈, 트리케라톱스, 스테고사우루스 등 공룡에 열광하는 아이들이라면 이 그림책을 정말 추천드립니다. 최근 일산 교보문고에 이 그림책이 당당히 진열대에 올려져 있는 것을 보고 참 반가운 마음이 들었습니다. 공룡도 좋아하고, 똥도 좋아한다면 이 그림책으로 아이의 관심을 살펴보세요.

여섯 살인 둘째도 방귀 그림책을 정말 좋아했습니다. 《방귀쟁이 며느리》에서 시작한 관심이 계속 이어지고 있는데요, 최근에 읽어준 에머 스탬프, 매트 헌트의 《방귀쟁이 아빠》는 이런 아이의 관심을 끌기 충분했습니다. 방귀쟁이 아빠라고? 뭔가 우리 일상 속 방귀와 아빠를 잘 연결해놓은 것 같지요? 충분히 공감할 만한 이야기가 담겨 있을 거 같습니다.

"우리 아빠는 어마어마한 방귀쟁이에다 수다쟁이예요."

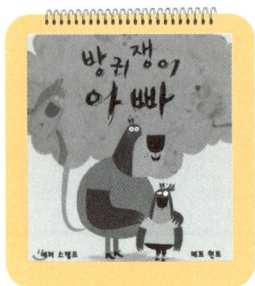

대부분 가정에서 '아빠'만큼 방귀를 잘 뀌는 사람은 없을 거예요. 방귀 뀌기 대회를 열면 아빠들이 있는 힘껏 방귀를 뀌어대겠죠? 《방귀쟁이 아빠》에서도 그래요. 아빠는 어느 공간에서 나(그러면 안 되지만) 방귀를 뀌는데, 문제는 자기가 안 했다고 둘러대는 거예요. 방귀를 뀌어놓고 "내가 안 뀌었어요!"라며 다른 곰에게 떠넘긴다는 거지요. 나도 모르게 피식 방귀를 뀌더라도 미안합니다, 죄송합니다, 실례합니다, 라고 말하지 않는 게 최고로 나쁜 거라고 책에서는 말하지요.

일상생활에서 방귀를 뀌게 되는 경우가 있지요? 그럴 때 어떻게 해야 하는지, 다른 사람들과의 관계에서 어떻게 말하고 대처해야 하는지 이 그림책을 통해 알려줄 수 있답니다.

특히 이런 방귀, 똥 관련 그림책은 아빠가 읽어주는 것이 좋습니다. 아이들이 충분히 공감하고 아빠가 읽어주는 동안 깔깔깔 웃고 그림책에 몰두할 수 있거든요. 방귀를 정말 잘 뀌는 아빠라면 더 그렇겠죠?

제 유튜브 《그림책 읽기 TV》에도 방귀 그림책 관련 영상을 올려 두었는데요. 아빠들이 제일로 잘하는 것을 하라고, 그건 바로 방귀 그림책을 읽어주는 일이라고 말하지요. 아이와 어떻게 놀아줘야 할지 모르겠다면, 그림책으로 친해지세요. 막상 좋은 그림책을 읽어준다고 다가가도 아이들이 도망치지요? 당연히 그럴 수 있습니다. 아직 책의 재미를 모르는 아이들은 더욱 그렇죠. 아이가 좋아하는 것으로 시작하면 됩니다. 똥, 방귀라고 해서 냄새나고 더러운 이미지만 있지는 않습니다. 바로 이 그림책을 통해서 똥이 향기로울 수 있고 좋은 추억을 남길 수 있다는 걸 알려주기도 하지요.

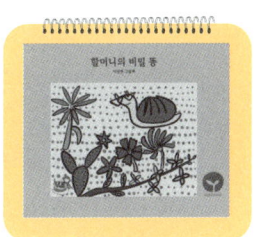

이선영의 《할머니의 비밀 똥》 그림책은 표지에서부터 분홍빛의 따스한 이미지가 사로잡습니다. 이 그림책은 라플란타 출판사 대표님이 출간한 작품으로, 제가 개인적으로 선물 받은 책인데요, 사인을 해주시며 이런 문구를 적어주셨네요.

"삶을 믿으면 마법이 이루어질 거예요."

책에는 손수 만든 달팽이 인형들이 곳곳에 등장합니다. 달팽이 등껍질의 색깔이나 모양이 다 다르고 달팽이마다 특징이 있어서 달팽이 친구들 보는 재미가 있습니다.

안경 쓴 할머니 달팽이가 도라지꽃을 처음 만난 이야기를 들려줍니다.

"오랜 시간이 지나서 다시 만났을 땐, 마치 나를 기다리고 있는 것처럼 달빛 속에 피어 있더구나. 조심스럽게 도라지꽃을 입에 넣었는데 내 몸이 바뀌더니 향기가 나왔단다. 마법 같은 순간이었지!"

맞아요. 달팽이들은 오이를 먹으면 초록빛 똥을, 당근을 먹으면 주황빛 똥을 누게 되는 사실을 이 그림책에서 잔잔히 알려줍니다. 달팽이를 키워본 적이 있다면 더욱 공감하실 거예요.《할머니의 비밀 똥》은 아이들과 함께 보면 어른도 힐링이 되는 그런 그림책입니다. 우스꽝스럽고 재미있는 유쾌한 방귀, 똥 그림책도 많지만《할머니의 비밀 똥》처럼 잔잔히 여운을 남기는, 우리를 위한 그림책도 참 많이 있습니다. 아이들에게 읽어주다가 그림책의 매력에 풍덩 빠지게 되는 시간을 경험하게 될지도 모릅니다.

똥, 방귀 그림책의 매력은 이렇게 다양합니다. 대신 매너를 지킬 수 있도록 알려주면 됩니다. 방귀를 뀔 때, 다른 사람들 앞에서 빵빵 뀌어대지는 않죠? 말도 그렇습니다. 다른 사람이 함께 있는 장소에서는 어떻게 말해야 하는지 알려주세요.

우리끼리 있을 때 방귀, 똥 그림책을 보고 한껏 수다를 떨어봅니다. 아이는 '아이가 좋아하는 그림책'을 보아서 좋고, 부모는 그림책을 읽어줄 수 있어서 좋고, 일거양득의 효과 아닐까요?

특히 방귀와 관련해서는 가정에서 대부분 방귀쟁이 역할을 아주 완벽히 잘하고 있는 아빠들이 읽어주는 게 좋습니다. 방귀를 대놓고 뀐다든지, 아빠 좀! 그만하라는 말에도 뽕뽕 뀌는 아빠들은 방귀 그림책을 통해서 아이에게 아빠 최고! 라는 말을 들으실 수도 있습니다. 아빠들이 잘 하는 걸 해야겠죠? 평소 아이와 서먹하거나 어떻게 친해져야 할지 어떻게 놀아줘야 할지 모른다면 방귀, 똥 그림책을 읽어주실 것을 추천합니다. 정말입니다!

19

아이 방이 생겼어요, 똑똑!

아이만의 공간 인정하기

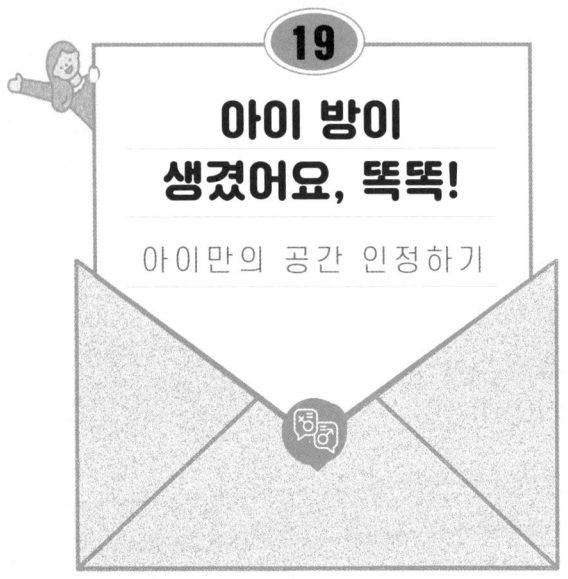

아이가 초등학교에 입학하는 시점이 되면 공간 분리를 생각합니다. 보통 책상부터 준비하기 시작하지요. 이제껏 아이와 같이 잠을 자고 안방을 드나들며 놀이를 했는데, 이제 서서히 아이 잠자리를 독립시켜야 할 시점이 왔습니다. 어느 책상이 좋은지, 편한지, 아이의 성장 단계에 맞춰 높이는 적당한지, 공부할 분위기가 나는지 등을 고려해 책상을 고릅니다. 책상 가격도 만만치 않네요. 신중에 신중을 더하지요. 책상을 두려면 아이만의 공간도 필요합니다. 아이 혼자 사용하는 공간에 침대와 책상을 들이면 준비 끝. 잠자리 독립과 스스로 공부할 수 있는 환경 준비는 끝났습니다.

자, 이때 정말 필요한 준비물이 있습니다. 아이만의 공간, 혹은 형제자매가 함께 방을 사용하는 경우도 마찬가지입니다. 아이의 공간이 생긴다는 것은 아이가 자기만의 공간에서 하고 싶은 일을 하고, 쉬기도 하고, 놀이를 하고, 잠을 자는 시간을 존중받는 의미랍니다. 엄마 아빠의 공간도 마찬가지고요. 엄마 아빠가 생활하고 잠을 자는 안방은 엄마 아빠만의 공간이므로 서로의 공간을 존중하고 지켜주어야 합니다.

그럼, 어떻게 서로의 공간을 존중하고 지켜줄 수 있을까요? 바로, 매우 간단하지만 효과는 큰, "똑똑 노크해주세요" 팻말입니다. 노크한다는 건 내가 들어간다는 것을 알리는 의미이죠. 내 아이 방이니까 그런 거 필요 없다고 생각하시나요? 그렇다면 그 아이는 자신만의 공간을 배려받지 못할 확률이 매우 높습니다. 아직은 그다지 필요성을 못 느낄지 모르지만, 아이가 성장하고 몸의 변화, 마음의 변화가 이루어지면 아이와 부모 사이의 관계가 매우 어색하고 불편해집니다.

아이의 공간은 아이 것입니다. 부모의 공간도 부모의 것입니다. 서로의 영역(공간)을 지켜준다는 의미는 서로의 생각이나 관점을 배려하고 이해한다는 의미와 상통합니다. 초등 이후에는 특히 중요합니다. 아이의 생각이 자라고 취향이나 관점이 발달하기 시작합니다. 신처럼 위대해 보였던 엄마 아빠도 실수를 한다는 걸 알게 되고, 다른 부모들과 비교해보기도 합니다. 자신만의 의견이 생기는 것은 지극히 당연한 거죠. 그리고 그런 아이의 의견을 있는 그대로 수용해주는 것이 중요합니다.

유아기 때까지는 친밀하고 밀착된 관계였다면, 초등 이후는 서로의 간격을 두고 바라보며 들어주는 리스닝 관계로 바뀌어야 하는 시점입니다. 내 의견을 들어준다고 느끼면 아이는 있는 그대로 자신의 의견을 부모에게 표현하고, 고민이 생기거나 이성 친구 또는 동성 친구들과의 관계에 문제가 생길 때 스스럼없이 부모에게 조언을 구하게 됩니다.

어떤 부모가 되고 싶은가요? 아이와 너무나 친했던 부모들도 서로의 간격을 조정하지 못해 (아이의 성장을 있는 그대로 받아들이지 못해) 서로 불편해지거나, 방문을 쾅쾅 닫고 들어가는 시기에 매우 힘들어합니다.

"똑똑 노크해주세요"라는 말은 굉장한 힘이 있습니다.
똑똑, 노크하고 "들어가도 되니?"라고 물어요. "네, 좋아요." 아이가 대답하면 엄마 아빠가 들어갑니다. 우리 사이에 꼭 이런 걸 해야 하나? 싶은 생각이 들 수도 있습니다. 처음은 어색하지만, 하다 보면 당연히 서로의 의견을 듣고 이해하게 됩니다. 아이가 안방에 들어오는 경우도 마찬가지입니다.
똑똑, "들어가도 돼요?"라고 묻는 것만으로 엄마 아빠는 자신만의 공간에서 쉼을 취하고 아이가 들어올 때 준비를 하게 됩니다.

노크하는 습관은 가정에서 시작하지만, 아이가 사회생활, 학교생활을 하게 되면 더 빛을 발합니다. 노크하는 습관이 일상이 됩니다. 다른 사람을 배려하고 타인의 공간을 존중하는 의미입니다. 아이들에게 어떤 좋은 습관을 들여주고 싶은가요? 나의 몸이 소중하듯, 상대방의 몸도 소중합니다. 나의 공간이 존중받으려면 상대방의 공간도 존중해주어야 합니다. 그 습관의 시작이 바로 똑똑 노크해주세요, 입니다.
종이에 써서 붙여도 됩니다. 눈에 자주 보이면 생각을 하게 되고 생각의 변화가 일어나면 행동의 변화가 일어납니다. 아이만의 공간, 부모만의 공간에서 사실 자신의 몸을 탐색하는 시간이 생각보다 필요하고 중요합니다. 내가 어떨 때 기분이 좋은지, 내 몸을 탐색하고 알아가는 과정은 이후 성인이 된 이후에도 내 몸을 사랑하고, 표현하는 자연스러운 과정이 됩니다. 내가 기분 좋음을 느끼고 있는데, 갑자기 부모가 방문을 연다면, 그 수치스러움은 어떨까요?

많은 어른들이 아직도 아이를 자신의 소유물이라 생각하는 것 같습니다. 아이를 있는 그대로 인정하고 존중한다는 건 결코 쉬운 일은 아닙니다. 하지만 내가 아이를 바라보는 시선이 '동등한지' 혹은 '나의 소유물로 대하는지' 그 인식의 차이는 실로 어마어마합니다. 동등한 인격체로 대한다는 건, 지금은 말도 잘 못하고 작은 존재이지만 너를 있는 그대로 인정한다는 인식이 바탕이 됩니다. 예를 들어 아이에게 "맘마 먹자~"가 아니라 "밥 먹자~"라고 말하는 것이죠. 아주 사소한 예이긴 하지만, 많은 부모가 '아이가 알아듣기 쉽게' 맘마라는 용어를 사용합니다. 어른이 사용하는 말을 다 따라할 필요는 없지만, 우리가 실생활에서 사용하는 단어를 아이에게도 설명해주시면 됩니다. 아이들이 이해할 수 있을 때까지 부연설명이 필요할 뿐입니다.

또 한 가지는 공간입니다. 아이의 공간이 필요합니다. 처음에는 함께 잠자고 생활해야 해서 부부의 생활공간에 아이의 영역이 생겨납니다. 아이가 성장함에 따라 작지만, 아이만의 공간을 만들어주는 것이 좋습니다. 러그나 커튼으로 분리해도 좋고 공간의 일정 부분을 아이만의 공간이라고 정하고 아이의 놀잇감이나 책을 둔다면 아이는 그곳을 자신의 영역이라 생각합니다. '나의 공간'이 생긴다는 것은 내가 있는 그대로 하나의 인격체로 대우받는다는 의미입니다.

이렇듯 우리가 일상생활 속에서 아이를 부모의 소유물이 아닌 하나의 동등한 인격체로 인정하고 존중하는 데 있어 언어와 공간은 아주 큰 역할을 합니다.

평소 생각지 않았던 "똑똑 노크하세요."부터 시작하세요. 그리고 아이에게 이렇게 말해보세요.

"이렇게 붙여놓는 건, '지금 나만의 소중한 시간이 필요해요.'라는 뜻이야. ○○가 문을 닫고 있으면 내가 똑똑 노크할 거야. 들어가도 될까? 응 좋아, 라고 답하면 들어갈게. 지금은 안 된다고 하면 들어가지 않을 거고. 이 방은 너만의 공간이니까 존중해줄 거야. ○○도 엄마 아빠 방에 들어올 때 똑똑 노크해줄래? 엄마 아빠가 들어와도 돼~ 하면 들어오는 거야. 알았지?"

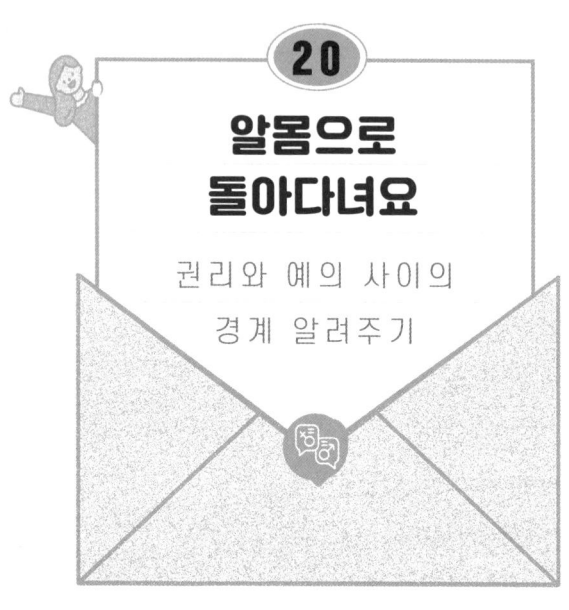

20 알몸으로 돌아다녀요

권리와 예의 사이의
경계 알려주기

"아이가 알몸으로 돌아다니는 집 손!"

"아이가 팬티만 입고 돌아다니는 집 손!!"

하면 제법 많은 분이 손을 드실 겁니다. 아이가 샤워하고 알몸으로 나오는 경우가 있습니다.(아빠들도 주로 그러지요) 문제는 알몸인 채 돌아다니는 일이 아이가 어린 시절을 지나 초등학교에 들어간 이후에도 지속된다는 겁니다. 제가 상담한 학부모도 그랬어요. 아들이 초등학교 3학년인데 아직도 목욕하고 나서 알몸으로 돌아다닌다는 거예요. 여동생도 있는데 말이지요.

함께 생활하는 공간에서 부모가 제지하거나 알려주지 않으면 아이는 자신의 행동이 당연한 줄 압니다. 지금껏 그렇게 해왔으니까요. 다른 가족이 느끼는 불편한 감정과 분위기를 민감하게 알아채는 것도 필요하답니다.

알몸이나 팬티를 입은 채로 돌아다닐 때 저는 3가지 문제점을 발견했어요. 첫째, 아이들은 그게 편하니까 성인이 된 이후에도 그럴 확률이 매우 높습니다. 둘째, 함께 생활하는 가족이나 미래 배우자에게 불편감을 줄 수 있습니다. 셋째, 자신만의 경계가 허물어지면 공공장소나 바깥에서 자신의 소중한 부위를 노출한다든지, 혹은 다른 사람의 신체 부위 노출을 당연하게 받아들일 수 있습니다. 다른 장에서 이미 다룬 내용인데요, 엄마 가슴 만지는 걸 좋아하고 그게 애정표현이니 큰 거부감 없이 받아들인 엄마에게 아이가 공공장소에서 그런 행동을 하면 어떨까요? 당연히 싫고 창피하고 민망하겠지요. 집 안에서 아이와 부모 사이에도 경계가 필요한 이유가 바로 이런 점 때문입니다. 집에서 알몸으로 돌아다니는 일이 익숙하고 편해지면 아이는 다른 사람들과 함께 생활하는 공간에서도 그럴 확률이 높습니다. 혼자만의 방에서 옷을 벗고 있는 것과는 다른 문제입니다. 함께 생활하는 가족이지만 서로의 방에 들어가기 전에 똑똑 노크를 하고, 샤워하거나 목욕한 이후에는 옷을 입고 나오는 것이 서로를 존중하는 태도입니다.

알몸이나 팬티만 입은 상태로 돌아다니는 가정이 생각보다 많습니다. 사실 우리집도 그랬습니다. 더운 여름날에 속옷은 꽤 축축하고 거치적거리지요. 한껏 땀을 흘리고 집에 들어오면 저는 브래지어부터 벗어 던지곤 했습니다. 어느 날 아무 생각 없이 입었던 속옷을 빨래통을 넣었는데, 그사이 저는 위 속옷이 없는 채로 가슴을 드러내고 있었습니다. 팬티만 입고 돌아다닌 적도 제법 있었고요. 아이들이 등교하고 저 혼자만 있던 공간에서 스스럼없이 하던 행동이었는데, 아이들이 있을 때는 이제 제법 조심스러워졌습니다. 십 대 청소년이 된 첫째 아이가 불편하다는 표현을 하더라고요. 그도 그럴 것이 아이로서는 엄마가 속옷만 입고 돌아다니는 모습이 유쾌하지 않았을 겁니다. 이런 아이의 표현을 그냥 무시해서는 안 됩니다. 아이가 '불편하다'는 감정을 표현하거나 불편한 기색을 나타낸다면 내가 지금 어떤 상태인지 살펴보아야 합니다. 아이들이 싫다는 표현을 하는 것은 있는 그대로 자신의 감정을 보여주는 것입니다. 이런 경우 장난스럽게 넘긴다거나 아이의 반응을 대수롭지 않게 넘겨버린다면 아이는 불편한 감정을 계속 가지게 됩니다. 부모가 제대로 옷을 갖추어 입지 않은 모습을 익숙하게 접해온 친구들은 성인이 되었을 때 자신도 똑같은 모습을 취하게 되지 않을까요? 그런 모습은 미래의 배우자나 가족들에게 마찬가지로 불편한 감정을 안겨줄 수 있습니다.

나도 모르게 속옷을 훌렁훌렁 벗어 두지는 않았는지, 남편이나 아내가 알몸이나 팬티 바람으로 돌아다니고 있지는 않은지, 아이들이 혹은 배우자가 "옷 좀 입어!"라고 말을 하며 불편한 감정을 표현했는데 그대로 무시하지는 않았는지 생각해보아야 합니다. 단순히 옷을 입고 벗고의 문제가 아닌 서로의 경계를 알아주고 존중해주는 과정이라서 이 부분은 더욱 중요합니다. 엘리자베스 슈뢰더의 《너의 몸은 너의 것이야》에서 경계에 대한 부분을 많이 다루고 있는데, 한 대목을 소개해볼까 합니다.

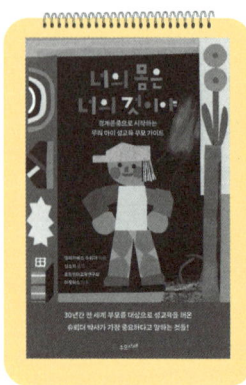

아이가 좀 더 나이를 먹고 스스로 몸을 씻어야 할 때가 오면 부모는 아이가 혼자서 목욕하는 시간을 존중해주어야 합니다. 이따금 욕실 문을 두드리고 별일 없는지 확인하거나, 욕조에 있는 아이가 듣고 대답할 수 있을 만큼 문을 빠끔히 열어놓는 것으로 충분해요.

단순히 아이의 사생활을 넘어서, 아이 스스로 설정한 경계선이 존재한다는 것을 이해하고 그 경계선을 존중해야 합니다. 섭섭한 감정이 든다 해도 말이에요. 부모에게 신체적인 애정표현을 하지 않는 아이들도 있으며, 그렇다고 문제가 될 건 전혀 없답니다. 신체적인 애정표현을 선호하는 부모에게는 힘든 상황이겠지만요. 그렇다고 해서 "네가 뭐라든 신경 안 써. 어쨌든 난 널 안아줄 거니까!"라는 식은 결코 안 됩니다. 부모에게 아이의 바람을 무시할 권리가 있다고 생각하는 아이는, 다른 어른들에게도 그럴 권리가 있다고 생각하게 됩니다. 성폭력 예방을 위해 아이가 배워야 할 것과는 정반대의 인식을 갖게 되는 셈이죠.

혼자서 목욕할 시기가 오면 이렇게 아이들의 경계를 존중해주고, 도움이 필요할 때 부모가 곁에 있다는 걸 알려줄 수 있습니다. 경계는 우리 모두가 갖추어야 한다는 것을 알겠지요? 어린아이들에게도 말입니다.

엘리자베스 슈뢰더의 《너의 몸은 너의 것이야》 책에는 이런 사례도 나옵니다. 아빠가 어린아이를 껴안고 뽀뽀해달라고 말합니다. 아이가 싫다고 표현하자 아빠가 잉잉~ 우는 흉내를 내면서 "아빠한테 뽀뽀도 해주기 싫으니?"라고 말합니다. 아이들은 주 양육자인 부모가 슬퍼하는 모습을 싫어합니다. 뭔가 다른 일을 해주려고 하겠지요? 당신을 기쁘게 하기 위해서요. 잘 생각해보세요. 만약 아이에게 다른 교활한 어른이나 의도를 가지고 접근한 사람이 있을 경우, 아이는 어떻게 반응을 할까요? 그 답은 여러분이 알고 있다고 생각합니다.

아이들에게 놀이는 현실을 반영합니다. 단순한 뽀뽀지만, 자신의 허락을 받은 뽀뽀와 누군가 요구해서 하는 뽀뽀는 엄연히 다릅니다. 가까운 친척이나 지인들이 아이들이 이쁘다고 뽀뽀를 요구하거나, 아이들의 신체 부위를 접촉하는 경우가 많습니다. 예전보다는 조금씩 변화되고 있지만, 여전히 우리 주변에는 거절해야 할 대상이 많습니다.

아이 곁에서 아이의 의사를 물어보세요. 어떤 신체접촉을 하기 전에 뽀뽀해도 좋아? 지금은 불편해? 라고 말이죠. 아이가 싫다는 표현을 하거나 불편한 기색을 보인다면, 부모가 아이의 대변인이 되어주어야 합니다. 지금은 아이가 뽀뽀하고 싶지 않은 것 같다고 말이죠. 대신 하이파이브를 좋아하는 친구라면 하이파이브를 한다든지, 손만 흔든다든지 하는 등 아이의 편에서 아이가 좋다고 표현하는 대안을 마련해주는 것도 좋은 방법입니다.

<mark>우리 어른들부터 경계에 대해서 배워야 합니다.</mark> 나도 모르게 다른 사람의 경계를, 아이들의 경계를 아무 이유 없이 넘나들었을 테니까요. 내가 한 행동과 습관이 경계를 넘나들지는 않았는지 한 번쯤 생각하고 수정해나가는 시간이 되었으면 합니다.

가족 중 누군가가 알몸으로 돌아다니고 팬티만 입고 돌아다녀서 불편한 기억이 있으신가요? 혹은 아이가 싫어하는 표현을 하고 불편해했나요? 그랬다면 '가족회의'를 한 번 열어보는 것도 좋은 방법입니다. 가정도 작은 사회입니다. 우리가 회사에서 학교에서만 회의하는 게 아닙니다. 작은 가정에도 구성원들이 있고, 가정은 함께 생활하는 곳인 만큼 어쩌면 가장 소중하고 중요합니다. 가족회의를 열어서 가족이 다 함께 모이는 자리를 마련하세요. 그리고 생활하면서 함께 나누고픈 이야기나 불편한 사항에 대해 한두 가지를 꺼내보세요. 불편한 이야기라도 괜찮습니다.

나는 엄마가 팬티만 입고 돌아다니는 게 싫어, 라고 말할 수도 있겠네요. 그럼 그 사안에 대해 다른 가족은 어떻게 생각하는지 의견을 나누어봅니다. 괜찮다는 사람도 있고 나도 그게 좀 불편했어, 라고 말하는 예도 있을 겁니다. 서로의 경계를 지키는 것이 첫 번째입니다. 그리고 '불편한 사람이 단 한 사람이라도 있으면' 그 의견을 따라야 합니다. 그냥 그렇구나 하고 무시해버리면 안 됩니다. 누군가 불편했다는 것은 이후 누군가를 또 불편하게 할 수 있는 여지가 있습니다. 아이들이 '좋고 싫고 불편하고 편한' 감정을 자유롭게 표현할 수 있도록 평소에 대화를 자주 하는 것도 필요하겠네요.

목욕을 한 후 습기 가득한 욕실에서 옷을 입기는 불편할 수 있으니 욕실에서 몸을 닦고 문 앞에서 옷을 입을 수 있도록 알려주세요. 문 앞에 샤워가운이나 갈아입을 옷을 준비해 두는 것도 좋은 방법입니다. 어릴 때 발가벗고 돌아다니는 시기는 잠깐입니다. 아이가 성장하는 만큼 아이의 경계를 지켜주고 알려주는 일, 마음 건강한 어른으로 성장해가는 첫 번째 열쇠입니다.

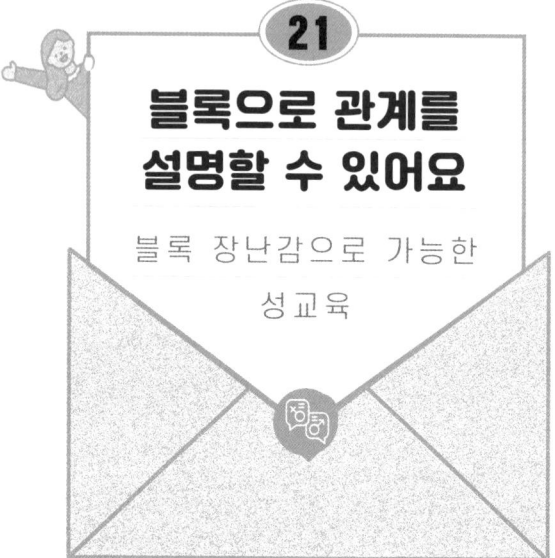

21
블록으로 관계를 설명할 수 있어요

블록 장난감으로 가능한

성교육

아이들이 유독 좋아하는 장난감이 있습니다. 어릴 때부터 익숙한 블록 장난감으로 성교육이 가능하다는 사실을 아시나요? 성교육은 일상의 흐름 속에서 자연스럽게 이루어지는 것이라고 반복해서 말씀드리고 있는데요. 우리 가까이에 있는 블록, 클레이, 스티커, 속옷 등을 활용할 수 있습니다. 아이에게 남녀 사이의 성관계, 즉 남자 성기와 여자 성기의 결합을 설명할 때는 레고와 같은 블록을 활용해서 설명할 수 있습니다. 아이들에게 블록은 친숙하면서 누구나 한 번쯤 가지고 놀았던 장난감이기 때문에 이해하기 쉽겠죠?

저희 아이가 유독 좋아하는 그림책 《오목이 볼록이》는 제목에서처럼 서로 다른 성에 대해 오목이, 볼록이라고 표현하며 4~5세 어린 유아들도 이해하기 쉽도록 구성되어 있습니다. 특히 첫 페이지를 펼치면 아이들이 열광하는 뽀로로 친구들이 등장합니다. 패티가 말하죠. "여자는 오목이라고 불러보자." 뽀로로는 이렇게 말합니다. "남자는 볼록이라 부를게!"

하트모양으로 남자와 여자를 표현했네요. 하트 가운데를 보니 블록처럼 오목한 부분과 볼록한 부분이 맞추어져 있네요. 오목한 모양은 여자이고 볼록한 모양은 남자인데 이 둘이 만납니다. 아이가 태어나는 과정도 (내가 태어나는 과정도) 이렇게 설명해볼 수 있습니다.

"볼록하게 튀어나온 모양이 남자(아빠)고 오목하게 들어간 모양은 여자(엄마)인데, 이 둘이 만나 아기가 생길 수 있어. 엄마 뱃속에서 아기가 점점 자라서 9개월 후에는 세상에 태어나는 거지. 너도 그렇게 태어났어." 라고요.

사람만 그런 게 아니야. 동물도, 식물도 모두 여자랑 남자로 반반 나눌 수 있지.
우리 고양이 뽀뽀는 여자.
옆집 강아지 뚜뚜는 남자.
어흥 어흥 호랑이도 여자가 있고, 남자가 있지.
잎사귀 노란 은행나무도 여자 나무, 남자 나무가 있어.

– 구성애, 조선학 《오목이 볼록이》

세상에는 다양한 사람들이 존재하고 여자와 남자로 나눌 수 있다는 걸 설명합니다. 사람뿐만 아니라 동물, 식물도 남자, 여자로 구분이 될 수 있지요. 아이들에게 서로 다른 성이 있다는 것, 각자의 역할이 있다는 것을 알려주는 것이 중요합니다. 어떤 성이 더 좋고 나쁜 게 아니라 남자라서 여자라서 각자의 역할이 있고, 모두 다 소중한 존재라는 것을 알려주세요. 남자와 여자의 차이를 알고 다른 점을 알아가는 기회가 됩니다. 아빠는 남자의 역할이 있습니다. 엄마는 여자의 역할이 있습니다. 아이들에게 엄마 아빠는 세상에서 가장 소중하고 대단한 존재입니다. 아기였던 엄마가 키가 커지고 성장하면서 가슴이 나오고 어른이 되었습니다. 아기였던 아빠가 키가 커지고 목소리도 변하면서 어깨가 벌어지고 어른이 되었습니다. 엄마와 아빠는 서로 자석처럼 이끌리며 만나고 사랑하며 예쁜 아기를 낳고 키우게 된 것이죠.

 이 그림책에서는 오목이, 볼록이로 남녀를 설명하는 것도 좋았지만, 아이들이 좋아하는 스티커를 활용해서 여자는 오목이, 남자는 볼록이로 나타낼 수 있어서 좋았습니다. 아이들은 몸에 붙이는 대일밴드나 스티커를 정말 좋아합니다. 소아청소년과에서 진료를 볼 때도 의사 선생님이 잘했다고 (진료를 볼 때 청진하고 귀를 보고 목을 진찰합니다) 스티커를 선물로 줄 때가 있습니다. 별거 아닌 것 같지만 진료를 보는 동안 아이들의 협조는 매우 중요해서 진찰하는 동안 도움도 받고, 스티커 선물을 받은 아이도 기분이 좋아집니다.
 한 가지 그림책 읽기 팁을 드린다면《오목이 볼록이》그림책은 여러 권 사서 침대에서도 보고 거실에서도 보고 차에서도 스티커를 붙여보면 재미 있습니다. 아이들이 어릴수록 물고 빠는 경우가 많고 그림책이 찢어지기 쉽습니다. 아이가 유독 좋아하는 그림책이 있다면 같은 책을 한두 권 더 여유로 사두는 것도 좋은 방법입니다. 많이 봐서 모서리가 닳을 수도 있고 찢어질 수도 있거든요.

잠자기 전에 그림책을 읽어주는 시간은 고단한 일상 속에 부모에게도 유일한 휴식이 되어줍니다. 물론 아이에게 매일같이 그림책을 읽어주는 일은 쉽지 않습니다. 그림책을 읽다가 잠이 들기도 하지만 아이가 종일 엄마 아빠를 기다렸을 거라는 걸 알기에 그림책 읽어주기를 멈출 수 없습니다. 그림책을 많이 접한 아이는 더욱 특별해지고 책을 가까이하게 됩니다. 아주 당연하고 자연스럽게요.

==그림책 성교육도 그림책 읽어주기와 크게 다르지 않습니다.== 아이의 눈높이에서 자주 접해주고 천천히 다가가면 됩니다. 조급해하지 않아도 됩니다. 성교육을 무슨 벼락공부하듯이 후다닥 해치우려 하는 분들이 간혹 계시는데, 성교육도 육아의 연장선입니다. 매일 일상 속에서 아이가 받아들일 수 있는 만큼 조금씩 조금씩 알려주면 됩니다. 처음에 저도 남자 여자의 성기를 어떻게 설명해야 하는지 몰랐죠. 배우고 찾아보면서 정확한 용어를 사용하기 시작했습니다. 마흔이 다 되어서야 제대로 된 성교육의 첫발을 내디뎠습니다. 내 몸을 바라보는 일부터 다시 시작했습니다.

조급하게 생각하지 마세요. 한꺼번에 다 알려주려고 하지 마세요. 급하게 먹은 밥이 체합니다. 아이들의 단계에 맞추어 천천히 조금씩 시작하면 됩니다. 부모의 단계도 중요합니다. 내가 아직 음순, 음경이라는 용어를 사용하기 어색하다면 아이와 함께 그림책을 보면서 오목이, 볼록이라고 표현해 주세요. 우리가 알고 있는 익숙한 표현을 혼용해서 부르다가 점차 음순, 음경으로 정확히 표현하면 됩니다.

　내가 소화하고 받아들일 수 있는 부분에서 작게 시작하면 됩니다. 똑같은 책을 봐도 받아들이는 느낌이 다르듯이 내 상황에 맞게 할 수 있는 부분에서 시작해보세요. 그림책에 나와 있는 그림이 아이에게 보여주기 아직 어색하다면 다음에 다시 시도하면 됩니다. 배우자에게 부탁해도 좋고 혼자서 봐도 좋습니다. 그림책은 아이들만의 전유물이 아닙니다. 성교육 그림책은 더욱 그렇습니다. 우리가 평소 생각지 않은 부분이 나와 있고, 몰랐던 부분들이 이미지로 설명되어 있기도 합니다. 형제자매가 있어도 성에 관한 관심도나 성장발달이 다 다릅니다. 나이에 맞추는 게 아니라 아이의 단계에 맞추어서 아이가 어느 정도 관심이나 호기심을 갖고 있는지, 어느 정도 인지하고 있는지 살펴보고 길잡이가 되어주세요.

　너무 많은 걸 한꺼번에 알려주지 마세요. 아이들에게 하나씩 건네고 반응을 살펴보세요. 아이들의 성장 시기가 조금씩 다르듯이 아이들이 필요한 부분 또한 조금씩 다르거든요. 아이들의 눈높이에서 천천히 다가가세요. 우리는 허둥대도 아이들을 제일 사랑하는 부모니까요.

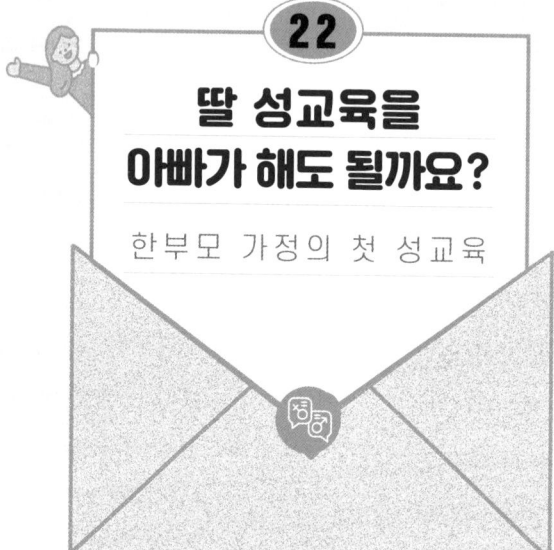

22

딸 성교육을 아빠가 해도 될까요?

한부모 가정의 첫 성교육

대부분의 가정에서 교육은 주로 엄마가 담당합니다. 아이들과 많은 시간을 함께 보내는 엄마이기에 어린이집 알림장을 챙기는 것부터 시작하여 다양한 고민을 아이는 엄마와 이야기하지요. 육아와 아이 교육을 전적으로 엄마가 담당한다는 것은 사실 부담입니다. 성교육도 마찬가지입니다. 아이에게 성교육을 해줘야 할 것 같은데, 혼자 감당하려니 두렵기도 하고 부담스러울 거예요. 성교육 강의를 하면서 많이 받는 질문 중에 하나가 바로 "아들인데 엄마가 성교육해도 되나요?"였습니다. 성교육은 같은 성의 어른이 하는 게 좋을 거라고 생각하기 때문이지요. 특히 아이를 홀로 키우는 가정의 경우 어떻게 하는 게 좋을지? 한 번쯤은 궁금했을 내용을 여러분과 함께 알아볼까 합니다.

요즘 아이를 홀로 키우는 가정이 많은데요. 부모가 이혼을 했거나 별거중이어서 등등 부모 사정에 따라 한부모와 지내는 경우도 있고, 부모와 떨어져 할머니 할아버지와 함께 지내는 가정도 많습니다. 엄마나 아빠 한부모가 되었든 또는 삼촌, 이모, 할머니가 되었든 아이에게 단단한 가족이면 됩니다.

성 전문지식이 없다고 성교육을 못하는 게 아닙니다. 아이를 돌보고 건강하게 자랄 수 있도록 도와주는 우리는 모두 성교육을 할 수 있습니다. 밥을 꼭꼭 씹어먹어라, 잠들기 전에 양치를 꼭 해라, 처럼 아이들에게 몸의 중요한 부위가 어디인지 알려주고, 몸을 씻을 때 물이나 비누를 사용해서 깨끗이 관리할 수 있도록 일상의 내 몸 돌보기를 알려줍니다.

아이를 키우면서 함께 목욕하는 경우가 많지요?
딸과 함께 목욕하는 시간이 즐겁다고 말하는 아빠가 있었습니다. 아빠는 아이와 함께 목욕하는 시간을 참 좋아했습니다. 도란도란 둘만의 이야기를 나누기도 하고요. 아이는 아빠와 물속에서 놀이도 하면서 친밀감을 느낍니다. 엄마와 아들이 목욕하는 경우도 마찬가지랍니다. 어린 시절, 특히 유아기 때는 함께 목욕하면서 살을 부대끼는 경험이 아이들과 부모 모두에게 안정감을 줍니다. 할머니와 손녀딸 간의 스킨십도 좋습니다. 목욕을 하면서 아이의 몸 구석구석을 씻겨주고, 가슴, 배꼽, 음경(음순), 엉덩이는 특별히 소중한 부위라는 것을 알려주면 됩니다. 내 몸에 대해 알고, 내 마음을 표현하고 지키는 방법을 일상생활 속에서 터득해나갈 수 있습니다.

성교육은 사실 육아의 선상에 있습니다. 아이를 먹이고 재우고 입히고 그림책을 읽어주는 일처럼, 성교육도 그 속에서 내 몸을 알고 관리하는 방법을 알려주면 됩니다. 속옷을 입히면서 아이 몸의 소중한 부위를 정확한 용어로 표현해주고, 기저귀를 갈아주면서 아이의 몸을 마사지하며 기분좋은 감촉을 느끼게 해주고, 그림책을 읽어주면서 아이의 성장과 변화를 미리 알려주고 준비하는 것, 이 모든 일련의 과정이 바로 성교육입니다.

  성교육이라는 개념을 제대로 파악하고 있다면 성교육을 하는 데 성별이 크게 중요하지 않다는 것을 깨닫게 됩니다. 특히 어린 유아기 시절은 아이의 몸이 성장하고 몸의 변화를 준비하는 단계입니다. 아이들이 말을 배울 때 한 단어씩 배우듯이 자신의 소중한 부위를 정확한 용어로 배우고 알아가는 것부터 시작하면 됩니다. 여자아이는 목욕할 때 쪼그려 앉아서 씻는 방법, 남자아이는 포피를 살짝 잡아당겨서 씻는 방법을 알려주면 됩니다. 누군가 아이가 싫어하는 스킨십을 하거나 장난을 했을 때 아이의 곁에서 (대변인으로) 아이의 마음을 지켜주고 다른 예의로 표현하는 것도 생활 속 성교육이 됩니다. 작은 아이의 몸이지만 '동의'를 구하고, 부모와 자녀 사이에도 '건강한 경계'가 있다는 걸 알려주고, 상대방의 의견을 '존중'하는 방법을 자연스럽게 알려줄 수 있습니다.

  아이를 키우다보면 유치원 선택부터 시작하여 아주 다양한 선택의 순간을 마주하게 되는데요. 이럴 때 주변에 나와 의견이 잘 맞거나, 가치관이 비슷한 가족이나 동료를 만나는 것도 좋습니다. 지금은 예전처럼 옆집에 잠시 아이를 돌봐달라고 맡긴다든지 하는 품앗이 육아가 어렵지요. 이런 때 가까이 지내는 믿을 수 있는 어른이나 지인, 친구, 가족, 친척이 있으면 좋습니다. 저에게는 첫째아이가 어린 시절에 사랑과 정성으로 돌봐주신 돌보미 이모님이 계십니다. 많은 부분 믿고 의지했던 이 이모님과는 지금도 연락을 하고 있는데요. 아이가 훌쩍 자라 십 대가 되고 나서도 이모님과 통화를 하고, 어떤 식으로 아이에게 다가가야 할지 고민을 나누기도 한답니다. 이렇게 가족 같은 분이 계셔서 저는 얼마나 든든한지 모릅니다. 가까이 사는 제 남동생도 자주 와서 아이와 놀아주곤 했는데, 그 또한 아주 큰 힘이 되었지요.

아이들에게 부모 외에 믿을 수 있는 어른이 있다는 건 아주 중요한 일입니다. 엄마 아빠에게 터놓을 수 없는 부분이 분명 있을 테니까요. 특히 아빠 홀로 딸의 육아를 하다 보면 아이가 초경을 준비하거나 이미 초경을 한 경우 난감할 수 있습니다. 이런 때 아이의 학교 보건선생님이라든지, 평소 아이와 자주 소통하면서 알고 지낸 지인이 있다면 도움을 받을 수 있을 겁니다. 《생리를 시작한 너에게》처럼 아이의 성장과 변화를 잔잔히 알려주는 책을 선물하는 것도 좋은 방법입니다. 성교육은 가정에서 시작한다, 라는 원칙을 가지고 부모에게 필요한 성교육, 아이에게 필요한 성교육 만화책도 좋습니다! 《엄마는 왜 고추가 없어?》와 같은 책은 부모와 자녀가 함께 보기에 좋습니다.

아이를 키우는 데는 온 마을이 필요합니다. 아이의 몸을 돌보고 마음 건강한 어른으로 성장할 수 있도록 온 마을이 필요합니다. 아이의 주변에 누가 있나요? 가장 큰 역할을 하는 부모도 있고, 친척, 믿고 소통하는 지인들도 있을 겁니다. 아이를 가끔 돌봐주시는 돌보미 선생님도 있을 거고요. 학교에서는 선생님이나 보건선생님, 위클래스 선생님도 계실 테지요. 아이의 성장과 몸의 변화를 전해주는 그림책이나 성교육책도 많은 도움이 됩니다. 부모님과 아이가 궁금한 게 있을 때 찾아볼 수 있는 책을 미리 준비하셔서 필요할 때 꺼내 읽어보시면 됩니다.

1. 모든 성은 소중하고 존중받아야 합니다.
2. 부모가 아니라도 믿을 수 있는 어른이 필요합니다.

살아가는 방식이 모두 다르듯이, 가정의 모습도 다 다릅니다. 아이가 엄마 또는 아빠와 지내는 가정도 있고, 할머니와 사는 가정도 있고, 엄마와 함께 살지만 주말마다 아빠가 오는 집도 있습니다. 어떤 형태의 가정이냐 보다는 화목하고 즐거운 분위기가 형성되어 있는지가 중요하겠죠?

우리는 대부분 남자와 여자의 성으로 구분하지만 하나의 성으로 특정지을 수 없는 성 소수자도 많습니다. 모든 성은 존중받아야 하고 소중합니다. 여자는 남자의 성에 대해 공부하고, 남자도 여자의 성에 대해 알아갈 필요가 있습니다. 함께 살아가는 세상에서 서로의 몸과 마음을 존중하고 지켜주는 것이 성교육의 핵심입니다. 이 세상에 태어난 '나'라는 소중한 존재를 있는 그대로 바라보는 그림책을 한 권 가져왔습니다. 《남자아이 여자아이》입니다.

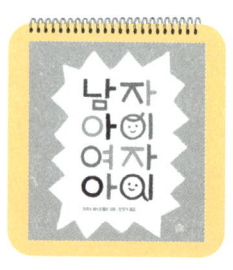

누가 남자이고 누가 여자인지 꼭 알아야 해? 보는 것만으로는 알 수 없잖아.

남자야? 여자야? 엄마야? 아빠야? 글쎄, 너는 알겠니?

할머니는 언젠가 말씀하셨어.

누구나 자기가 좋아하는 색깔과 취향이 있는 거란다. 우리는 사람들 얼굴을 볼 수 있어. 하지만 그 사람을 다 알 수 없어.

남자다움, 여자다움 그냥 자기가 원하는 대로...

— 조아나 에스트렐라 《남자아이 여자아이》

이 그림책 속 할머니가 이야기한 것처럼 누구나 자기가 좋아하는 색깔과 취향이 있습니다. 최근 성교육 강의를 진행하며 수업을 듣는 친구들에게 어떤 색을 좋아하는지 물어보았어요. 파란색, 노란색, 빨간색 등 다양한 색깔들의 답이 나왔지요. 우리가 각자 가지고 있는 색도 취향도 다릅니다. 우리가 살고 있는 모습이 다르다고 해서 틀린 게 아니에요. 우리 각자가 가지고 있는 색깔대로 나의 모습 있는 그대로 아이들에게 전해주세요.

남자아이는 남자가 교육해야 된다? 여자아이는 여자가 교육해야 된다? 그러지 않아도 괜찮습니다. 아이를 가장 잘 알고 아이를 사랑하는 사람이 하면 됩니다.

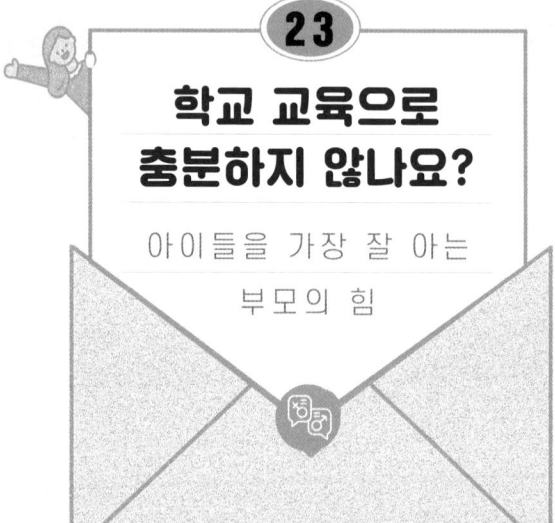

23
학교 교육으로 충분하지 않나요?

아이들을 가장 잘 아는
부모의 힘

'나는 성교육 전문가도 아닌데', '아이가 학교 들어가면 학교에서 알아서 어련히 전문가가 해주겠지' 하는 분들 많으셨을 거예요. 저도 그랬습니다. 학교에서 선생님이 아이들에게 성교육을 해주고 안전하게 세상을 살아갈 힘을 길러줄 거라고 믿고 싶었는지도 모릅니다. 내가 하지 않아도, 내가 배워서 가르치지 않아도, 학교에서 아이들에게 알려줄 거라 생각했습니다. 아이들이 살아가는 데 필요한 교육을 말이지요.

세상이 많이 변했습니다. 비디오나 잡지로 접하던 음란물들을 이제는 휴대폰 영상, 인터넷, 티브이를 통해서 너무나 쉽게 가까이서 접할 수 있게 되었습니다. 가치관이 정립되기 이전의 아이들이 보기에 적합하지 않은 영상들이 쏟아져 나옵니다. 휴대폰을 없애고 인터넷과 티브이를 끊으면 될까요? 차단하고 못 하게 해도 아이들은 호기심에 친구들을 통해 어떤 경로로든 결국에는 보게 될 겁니다. 문제는 아이들이 정말 궁금해하는 것들을 충족시켜주지 못하는 현 교육에 있습니다. 지금은 예전과 달라졌을까요?

아니요. 아니요. 아니요.! 우리 때와 별반 다르지 않습니다. 아이들이 궁금하고 알고 싶은 건 A인데, 겉으로만 돌고 있으니까요. 물론 학교나 기관에서도 성교육을 합니다. 안 하는 것보다는 훨씬 좋습니다. 다만, 학교나 기관만 믿고 나는 못 해, 하는 태도는 피해야 한다는 말씀을 드리고 싶습니다.

왜 전문가도 아닌 부모가 아이에게 성교육을 해야 할까요? 첫째, 아이들은 전문가보다는 부모님에게 성교육을 받고 싶어 합니다. 오은영 박사님의 의미 있는 영상 한 편을 보고 울었던 기억이 납니다. 부모님들에게 물었습니다. 아이들이 누구에게 성교육을 받았으면 좋겠냐는 질문에 부모님들은 하나같이 '성교육 전문가'라고 답했습니다. 반면 성장기의 아이들에게 누구에게 성교육을 받고 싶으냐고 물었더니, 아이들의 답변은 '부모님'이라고 했다고 합니다.

둘째, 학교 교육은 예전과 별반 달라지지 않았습니다. 물론 조금씩 나아지고 있지만, 형식적인 교육으로 시대에 매우 뒤처져 있습니다. 순결을 강요하는 사회적 분위기도 한몫 하겠지요. 학교 공교육 내 성교육 수업에 관한 지원이 부족하고, 배정되는 의무교육시간 확보의 어려움 등 여러 가지 문제들이 있지만, 앞으로 학교의 성교육 시간이 학생들에게 질적으로 도움이 되려면 부모들의 인식 변화가 필요합니다.

아이들에게 실질적으로 필요하고 아이들이 궁금해하는 성교육을 해줄 것을 학교에 건의하고, 지자체에 요청하는 과정이 필요합니다. 쉬쉬하고 감추거나 못하게 한다고 해서 성 관련 범죄가 줄어들지 않습니다.

비유를 한번 해볼까요? 화재 위험을 대비해 학교나 사회에서 어떤 걸 알려주나요? 바로 소화기의 사용법을 정확히 알려줍니다. 동영상을 만들어 배포하고요. 아이들이 성장하고 어른이 되어가는 자연스러운 과정에서 꼭 필요한 내용이 콘돔사용법입니다. 다양한 피임방법 중 콘돔사용은 가장 안전하고 남녀 모두 알고 있어야 하는 내용입니다. '콘돔 없는 성관계는 없다'라는 것을 부모님부터 명심하고 아이들에게도 알려주는 게 좋습니다. 초등 이상 중학생 이상의 아이들을 대할 때면 '콘돔'이라는 것을 본 적이 없으니 어떻게 사용하는 건지 모릅니다. 알 수가 없지요.

불이 나라고 소화기 사용법을 교육하는 것이 아닙니다. 성관계를 부추기라고 콘돔사용법을 알려주는 게 아닙니다. 위험한 상황을 대비하고 미리 방지하기 위해서 소화기 사용법을 알려주는 것이고, 콘돔사용법을 알려주는 겁니다.

어느 부모가 다 성장하지도 않은 아이에게 성관계를 부추길까요? 아이들에게 임신의 가능성과 성병의 위험성, 한 번의 성관계로도 임신이 될 수 있다는 사실을 알려주는 게 중요합니다. 준비되지 않은 임신은 훗날 낙태, 수술, 양육환경의 불완전함, 아동학대로까지 이어질 수 있고, 아이와 가족의 인생 전반에 걸쳐 지속적으로 영향을 미치게 됩니다. 나의 몸이 소중하듯 상대방의 몸과 감정이 소중하다는 것을 알고 배려하는 성교육을 통해 건강한 인간관계의 디딤돌을 마련할 수 있을 겁니다.

24

성교육, 한 번 받았는데 또 받아요?

자연스럽게 반복해야 하는 필수 교육

아마 이 책을 집어 든 독자 여러분은 성교육에 지대한 관심이 있는 분일 겁니다. '아, 성교육 해야 하는데.' '언젠가는 내 아이도 성교육 받아야 하는데.' '어떤 강사가 좋다고 했더라?'

아이들이 어릴 때는 관심이 없다가 초등 이후가 되면 상황이 달라집니다. 아이의 체형이 변하는 게 눈에 보이고, 방문을 닫기 시작하며, 주변에서 성교육 들었다는 소식이 자주 들려옵니다. 나도 조바심이 납니다. 그때부터 검색을 해보고 책이나 관련 기사를 찾아보기 시작합니다.

성교육을 저 역시 제대로 반복적으로 들어본 적이 없었습니다. 그래서 잘 몰랐습니다. 간호사로 근무했지만, 학창시절 국가고시를 준비하던 내용에서 크게 더하지도 벗어나지도 않았습니다. 내 아이에게 내가 가진 이론적인 부분만을 설명해주기에는 뭔가 한참 모자란다고 생각했습니다. 정확히 말하면, 저는 아이에게 성교육을 할 만한 자격이 없다고 생각했습니다. 아이가 열 살이 넘어가면서 저도 조바심이 났습니다. 모임 수업으로 친구들과 함께 성교육을 듣게 할까도 싶었고, 실제로 강사님에게 전화문의도 했습니다. 날짜 조율이라든지 함께 수업을 들을 인원을 모으는 게 사실 엄두가 나지 않아서 한참을 알아보다가 그만두었는데요. 이런 배후에는 '나는 성교육을 못해. 전문가에게 맡기자'라는 마음이 깊게 깔려 있었습니다. '내가 언제 어떻게 배워서? 어떻게 해? (내가 건드릴 부분이 아닌데) 내가 괜히 이야기해서 아이가 다른 쪽으로 빠지는 거 아니야? 나는 못해, 잘못 이야기할지도 모르잖아' 약간의 두려움도 있었습니다. 그리고 '성교육 한 번, 두 번 들으면 되겠지. 그러면 아이가 알겠지. 나는 더 해줄 게 없겠지?' 생각도 했습니다.

우리가 육아를 하루이틀 하고 마는 게 아니듯 성교육도 마찬가지입니다. 부모와 아이는 24시간을 함께 지내면서도 투닥거리고 또 화해하고, 매일의 상황과 기분이 다르고, 서로 사이가 좋았다가 또 금세 나빠지기도 합니다. 아이 나이가 1살이면 엄마 나이도 1살이고, 아이 나이가 5살이면 엄마 나이도 5살이 됩니다. 처음부터 잘할 수 없습니다. 엄마가 처음이었지만 시간이 흐르며 점점 능숙해지고 요령이 생기는 것처럼, 성교육도 그렇습니다. 아이가 청소년이 되었을 때 정자 난자 이야기를 하라는 게 아닙니다. 아이들이 품 안에 있을 때, 4~7세 경에는 그림책으로 아이에게 성교육을 접하게 해주시면 됩니다.

제가 그림책 성교육 강의를 할 때마다 손에 꼽는 그림책 중에서 니콜라스 앨런의《곧 수영 대회가 열릴 거야!》는 하늘색 빛깔의 파란색 표지 그림만으로도 어떤 내용일지? 짐작이 가는 그림책입니다.

올챙이처럼 생긴 친구가 수영하고 있네요. 주인공인 윌리는 브라운 아저씨 몸속에 사는데, 수학을 정말 못했다고 해요.(아이들이 고학년이 되면 수학을 극도로 싫어하게 된다는 사실은 비밀!) 그런데 수영 하나는 끝내주게 잘했다고 합니다. 곧 열릴 수영 대회를 준비하기 위해 윌리는 매일같이 수영 연습을 합니다. 다른 3억 마리의 친구들과 함께 출발 선상에 선 윌리.

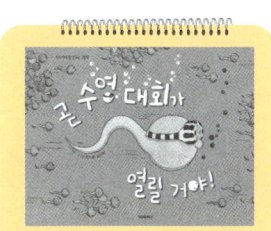

출발! 신호에 맞추어서 3억 마리의 친구들과 함께 열심히 헤엄쳐 갑니다.

하지만 수영은 진짜 진짜 잘했어! 만세! 드디어 윌리와 조이가 만났어. 조이는 부드럽고 사랑스러웠지. 조이도 윌리가 마음에 들었어. 그래서 살며시 문을 열어주었지. 그러자 윌리가 그 안으로 쏙~! 파고들었어.

그다음 이상한 일이 일어났어. 아주 놀랍고 신비로운 일. 무언가가 쑥쑥 자라나기 시작한 거야. 그건 자라고 자라서 점점 더 커졌어. 그 후에도 계속 자라서 소피아 아주머니의 배 속에 꽉 찼어.

– 니콜라스 앨런《곧 수영 대회가 열릴 거야!》

자, 여기서 문제! 윌리는 브라운 아저씨 몸속에 살았는데, 조이는 누구의 몸 안에 살았을까요? 그림책을 보면서 이렇게 아이들에게 퀴즈를 내봐도 좋습니다.

최근에 아이들과 부모님을 대상으로 성교육을 진행했는데요. 참 인상적이었습니다. 초등학생 아이들이 그림책에 관심이 없을까요? 아니요. 그림책에 관심이 아주 많았습니다. 재미있는 그림책을 읽어주니 눈을 동그랗게 뜨고 질문을 합니다. 그리고 신기한 듯 바라봅니다.

윌리와 조이가 만나 수정란이 되어 세포분열을 하면서 아기가 되어가는 과정을 보면서 어떻게 이렇게 되지? 신기하고 놀랍다는 표현을 합니다. 너희들도 이렇게 엄마 아빠의 정자와 난자가 만나서 수정란이 되고 이렇게 아기로 자라났단다. ==아빠 정자가 정말 열심히 헤엄쳤겠지? 일등을 한 정자만 엄마 난자를 만날 수 있는 건데, 정말 대단하지? 너희는 정말 대단하단다.==

아이들이 성교육을 한 번 받았다고 해서 끝이 아닙니다. 제가 반복, 반복, 반복을 말씀드리는데요. 강사를 매일 만날 수 없고, 선생님을 매일 만날 수 없습니다. 그럼 어떻게 해야 할까요? 함께 사는 엄마 아빠가 하면 됩니다.

엄마 아빠가 집에서 충분히 하실 수 있습니다. 성교육 그림책을 아이들과 함께 읽다 보면, 엄마 아빠가 몰랐던 부분도 대해서 알게 됩니다. 손거울 준비, 생리대 착용법 알려주기, 속옷 스스로 빨기 등 가정에서 쉽게 시작할 수 있는 방법들이 있습니다. 무엇보다 피하거나 숨기지 말고, 있는 그대로를 담담히 알려주고, 아이의 질문에 "좋은 질문이야!"하며 긍정의 반응을 해주고, 성교육을 함께 해나가는 것이 중요합니다.

처음이라 어색하고 쑥스럽지만, 그 모습조차 좋은 부모가 되고자 노력하는 모습입니다. 겁먹지 말고 두려워 말고 한번 시작해보세요. 한 번이 두 번이 되고, 열 번이 되고, 처음에는 음경, 음순이라는 이름을 꺼내는 것조차 어색했다면 반복에 반복을 통해 아주 자연스러워진 자신의 모습을 보게 될 테니까요. 여러분이 바로 아이들의 건강한 성교육 메신저라는 사실을 꼭 기억하세요.

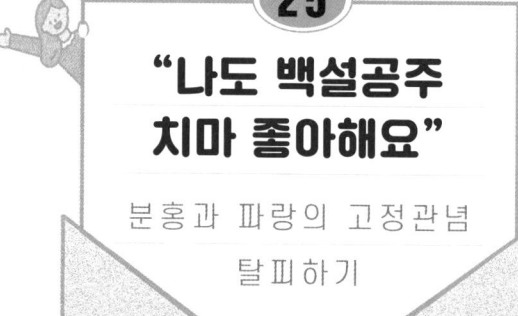

25

"나도 백설공주 치마 좋아해요"

분홍과 파랑의 고정관념 탈피하기

제가 전에 근무했던 병원에서 있었던 일입니다. 직원들과 그림책 이야기를 나누던 중 한 직원이 조카에게 어떤 그림책을 사주면 좋을지 물어보았어요. 조카가 '백설공주'를 좋아하는데, 조카는 4살 남자아이였어요. 백설공주? 좋아요. 백설공주 드레스? 좋아요. 남자아이도 여자아이도 말이지요.

자, 이 얘기를 듣고 어떤 생각이 들었나요? 혹시 남자아이가 백설공주를? 하는 생각이 들진 않으셨나요? ==남자아이가 백설공주를 좋아하는 것도, 여자아이가 아이언맨을 좋아하는 것도 자연스러운 겁니다.== 여자아이는 분홍색, 남자아이는 파란색으로 정해놓은 것도 아닌데 당연하다는 듯 어른들은 아이의 옷 색깔을 정합니다. 문화와 습관은 우리 일상 곳곳에 스며들어 있어 알게 모르게 따라가는 경향이 있습니다. 주변의 시선 또한 한몫하지요. 남자 여자가 아니라, '내 아이'가 좋아하는 색을 입히고, 좋아하는 취향을 표현할 수 있도록 부모가 인정해주세요.

부모의 말과 가치관이 아이들에게 그대로 전해집니다. "그것도 괜찮아." "좋은데~!" "한번 입어봐." "멋지네!" 아이가 새로운 시도를 하거나, (부모가 보기에) 특이한 옷을 선택했을 때 아이의 시선으로 바라보고 인정하는 연습을 해봅니다.

보통 우리는 이렇게 이야기하죠. "그건 여자아이들이 입는 거야." "다른 걸 골라보자." "엄마는 이게 좋을 거 같아." 은연중에 '아이'의 선택이 아니라 '나'의 선택으로 정하고 있지는 않았나요? 어렸을 때 남자 여자 상관없이 다양한 선택을 하고 취향을 인정받았던 경험은 아이들이 성장하는 과정에서도 힘을 발휘합니다. 어떻게 하면 아이들에게 남자 여자라는 고정관념을 탈피해서 '너의 모습'을 설명할 수 있을까요?

《말괄량이 백설공주와 뽐쟁이 왕자》에서 그 해답을 찾아볼 수 있습니다.

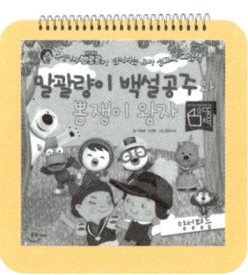

"말괄량이 공주야, 여자라고 해서 꼭 차분하고 얌전해야만 하는 건 아냐. 여자도 얼마든지 멋진 모험가가 될 수 있고, 용감한 군인이 될 수도 있단다."

"뽐쟁이 왕자야, 남자라고 해서 꼭 용감해야만 하는 건 아니야. 뽐을 내지 말란 법도 없지. 남자도 패션디자이너가 될 수 있고, 멋쟁이 모델이 될 수 있으니까."

마녀의 말에 왕자님도 화들짝! "와! 정말이에요?"

'엄마 아빠는 나를 있는 그대로 인정하고 존중해준다'라는 믿음과 경험은 아이가 살아가는 동안 큰 힘이 됩니다. 우리나라는 특히 다른 사람의 시선을 지나치게 의식하고 쉽게 나의 선택을 포기하기도 합니다. 사회의 인식을 한 번에 바꾸기는 어렵습니다. 하지만 작은 시도와 선택들이 모여 변화를 일으킬 수는 있습니다. 어쩌면 누군가는 '나의 선택'을 부러워하고 멋있다고 생각할 수도 있습니다. 남자라서 여자라서 고르는 것이 아니라, '내 아이라서' 고르는 연습을 해보세요.

외적인 게 뭐가 중요해? 라고 말할 수 있지만, 외적인 건 생각보다 우리의 관념에 영향을 미칩니다. 여자도 얼마든지 멋진 모험가가 될 수 있고 용감한 군인이 될 수도 있죠. 반면 남자도 얼마든지 뽐낼 수 있고 패션디자이너나 멋쟁이 모델이 될 수 있지요. 꼭 직업에 국한되어서가 아니라 남자아이든 여자아이든 성별에 상관없이 '나를 있는 그대로' 표현하고 자신의 재능을 뽐내는 것이 중요합니다. 그러기 위해서는 곁에서 자신을 지지하고 믿어주는 부모의 역할이 큽니다.

부모가 된다는 건 세상의 수많은 편견에 맞서 싸운다는 것을 의미합니다. 다들 그렇게 하니까, 대부분의 사람들이 이쪽 길로 가니까 내 아이도 이쪽 길로 가야 해, 하는 보편적인 편견에 맞서 부딪친다는 건 결코 쉬운 일이 아닙니다. 아이가 어릴 때는 그래도 괜찮지만 (옷 입는 것 또는 머리 기르는 것을 많은 부분 허용하지만) 아이가 성장하고 세상의 시선을 받게 되는 시기가 오면 자연스럽게 남자, 여자라고 사회가 규정지은 공간으로 들어갑니다. 내 아이가 독특하거나 유별나다고 손가락질 받거나 지적당하는 것을 참고 인내하고 설명하는 게 결코 쉬운 일은 아니거든요.

그럼에도 우리는 아이가 좋아하는 취향을 선택할 수 있도록 다양한 선택지를 제공해주어야 합니다. 옷은 나를 나타내고 표현해내는 가장 강력한 도구이고 아이들의 정체성에도 지대한 영향을 미칩니다. 반짝이가 달려 있는 옷 또는 아름다운 색을 원한다면 모든 아이가 치장을 해볼 수 있도록 기회를 주고, 평소 입지 않았던 옷이나 액세서리 등 새로운 시도를 해볼 수 있게 하는 겁니다. 생일이나 특별한 기념일도 좋고 아니면 '재미있는 옷 입기 날'을 정해서 파란 날, 노란 날, 부드러운 날, 씩씩한 날 등 아이에게 특별한 옷 입는 경험을 선물해주는 건 어떨까요? 엄마가 고른 게 아닌 아이가 고른 옷이면 더욱 좋겠지요?

주변에 다양한 코드와 종류를 갖춘 옷 판매장이 있나요? 남자 여자 구분되지 않고 고를 수 있는 옷 판매장이 있나요? 대부분의 옷가게는 남자 여자 구분을 해둡니다. 손님들이 요구해서 (특히 선물하기 위한 용도로) 성별로 구분해 놓았다고 합니다. 또 한 가지 이유는 남자 여자로 구분해두면 수익이 늘어나겠죠? 성별에 따라 두 부류의 고객층이 확보될 수 있으니까요. 하지만 이제는 옷에 아이를 맞추는 게 아니라 아이에게 옷을 맞추어야겠지요. 아이가 4~5세가 되고 취향이 생기면 옷의 선택도 아이가 해보도록 기회를 주세요. 오히려 어린 친구들이 편견이나 고정관념 없이 자유로이 옷을 선택합니다. 선택지가 열려 있고 엄마 아빠의 지지를 받으면 아이의 생각도 점차 넓어집니다. 단순히 옷 하나를 예로 들었지만, 내 선택이 인정받고 존중받았다는 사실은 아이에게 특별한 경험이 됩니다. 모든 아이들이 (남자아이라도) 머리핀 하나를 고르더라도 작고 사소한 것부터 시작하면 됩니다. 그게 바로 출발점입니다.

말괄량이 공주도 바지를 입을 수 있고 뽐내기를 좋아하는 왕자도 패션디자이너가 될 수 있습니다. 공주도 칼싸움을 잘할 수 있고 왕자도 꾸미기를 잘할 수 있습니다. 여자아이도 목소리가 크고 우렁차고, 남자아이도 얌전하고 소꿉놀이를 좋아할 수 있습니다.

남자 여자로 아이의 성격이나 성향을 판단하지 마세요. 내 아이라서 이런 성향과 취향을 가지고 있는 겁니다. 아이들은, 사람은, 모두 다 다르잖아요. 내 아이가 어떤 것을 좋아하는지, 어떤 면을 가졌는지 관찰하면서 그 재능을 꽃피울 수 있게 도와주는 것이 부모의 역할 아닐까요?

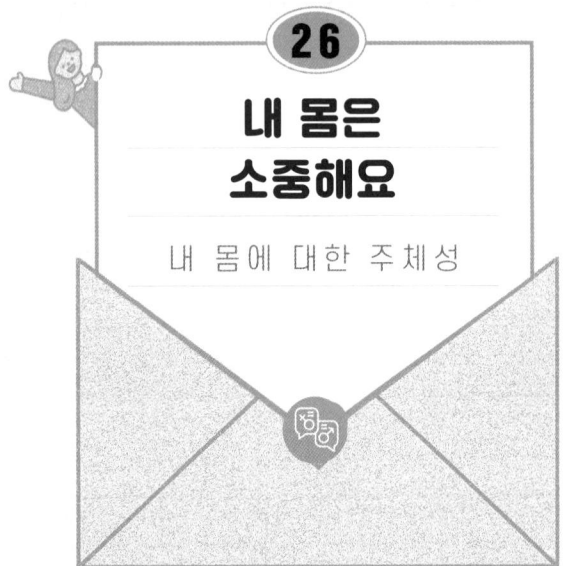

성과 관련된 지식보다 더 중요한 것이 내 몸에 대한 주체성입니다. 내 몸에 대해 내가 결정하고 선택하는 거랍니다. 내 몸은 부모님으로부터 태어났지만, 온전히 나의 것입니다. 내가 내 몸을 관리하고 지키기 위해서는 첫 번째로 내 몸에 대해 잘 알고 있어야 합니다. 바로 '내 몸 교육'입니다.

아이 스스로 '내 몸의 느낌'을 알고, 좋거나 불편하다는 느낌을 있는 그대로 표현하는 경험을 하게 해주세요. 뽀뽀하고 싶다고 아이에게 들이대지 마시고 아이에게 물어보는 겁니다. 아이가 스스로 할 줄 아는 영역이 많아지고 의사 표현을 하기 시작하면 아이에게 안아도 되냐고, 뽀뽀해도 되냐고 물어보면 됩니다. 두 팔을 벌리고 있으면 아이가 좋으면 와서 안기는 거고, 싫으면 안기지 않겠지요. 짧은 순간이지만 그때 아이는 스스로 생각하고 판단을 합니다. '내 몸의 주인은 나'라는 사실을 이런 경험을 통해 알게 되는 것이죠. 아이가 입술에 뽀뽀하는 건 싫지만 대신 손등에 뽀뽀하는 것은 좋다고 표현할 수도 있겠네요. 지인이나 친척이라도 누군가 아이가 이쁘다고 뽀뽀하려고 하거나 엉덩이를 토닥이려고 한다면 그때도 아이의 의사를 물어보고 존중해주어야 합니다. 아이가 싫다고 하면 공손하지만 단호하게 말해주는 게 좋습니다. 신체접촉은 싫지만, 손을 잡거나 인사하는 등의 다양한 방법으로 친밀감을 표현할 수도 있습니다.

내 몸의 주인은 나입니다. 아이의 몸은 아이의 것입니다. 사소한 부분부터 아이에게 말해보고 물어보세요. 그런 연습을 통해서 부모 역시 그동안 생각지 못했던 '나의 몸'에 대해 알게 되고 내가 원하는 좋은 접촉과 불편한 감각들에 대해서 알아가는 계기가 될 겁니다. 몸 교육은 정말 중요합니다. 머리카락부터 발가락까지 안 중요한 부위는 없습니다. 내가 피곤할 때 신체접촉이 싫은 것처럼 아이들도 상황이나 컨디션에 따라 부모의 스킨십이 싫을 때도 있습니다. 아이의 의견을 물어보고 아이가 좋다고 표현할 때 하는 것이 바람직합니다.

성교육은 성에 대한 지식을 전달하는 게 전부가 아닙니다. 아이들과 부모 사이에, 사람과 사람 사이에 지켜져야 하는 '건강한 경계'를 지키는 데 그 목적과 의미가 있습니다. 그러기 위해서는 내 몸에 대해 먼저 잘 알아야 하고 나와는 다른 성을 가진 상대방의 몸에 관해서도 공부하고 배워야 합니다. 벼락 공부하듯이 뚝딱 해치우는 것이 아니라 일상 속에서 아주 조금씩 알려주고 변화를 이루어나가는 겁니다.

예를 들어, "똑똑 노크하세요"의 정확한 의미는 자녀 방에 들어가기 전에 똑똑 노크한 뒤에 아이가 동의하면 아이의 방에 들어가는 걸 의미합니다. 노크만 하고 후다닥 들어가는 의미가 아니지요. 들어가도 좋다는 동의는 부모에게도 자녀에게도 필요합니다. 부모가 자녀의 경계를 지켜주고 아이의 의견을 존중해주는 것을 의미합니다. 아주 작은 실천이지만 그 효과는 큽니다. 가정에서의 똑똑 생활습관이 몸에 배면 사회생활을 하거나 일상생활 속에서도 서로의 경계를 지키는 데 좋은 영향을 끼칩니다. 친구의 물건을 사용하거나 스킨십을 할때도 '동의'라는 개념을 늘 생각하게 되는 것이죠.

"내 몸의 소중한 부위가 어디일까?"라는 질문을 던졌을 때 뭐라고 답하실 건가요? 그렇습니다. 음경(음순), 엉덩이, 가슴, 그리고 구강(입)입니다. 수영복을 입을 때를 생각해보세요. 아이들과 함께 물놀이를 가서 수영복으로 갈아입을 때 한 번쯤 설명해준 적이 있나요? 아마 대부분은 수영복을 갈아입히는 행위에만 집중했을 거예요. 수영복은 왜 입어야 하는지? 우리 몸의 어떤 부위를 가려주는지 아이들에게 설명해주지 못했을 거예요. 그래서 매번 수영복을 여러 차례 갈아입어도 나의 소중한 부위가 생각나지 않았던 겁니다.

일상 속에 성교육이 스며들어 있다는 건 이럴 때를 두고 하는 말입니다. 수영복을 갈아입는 단순한 행위 속에서 성교육이 가능합니다! 우리 몸의 소중한 부위를 가리기 위해서 수영복을 입는 거야. ○○에게는 ○○만이 볼 수 있고 만질 수 있는 부위가 있는데 음경(음순), 엉덩이, 가슴이지? 그래서 수영복을 입어서 ○○의 소중한 부위를 가려주는 거야. 이제 수영복을 입어볼까? 이렇게 말이지요. 참 쉽죠? 수영복을 갈아입을 때마다 이렇게 이야기해주세요. 말을 조금씩 변형해도 좋습니다. 어떤 식으로든 가장 중요한 개념을 전달하면 됩니다. 반복하다 보면 어느 순간 아이가 먼저 말할 거예요.

6~7세 아이들부터 읽어주면 참 좋은 그림책 한 권을 소개해드릴게요.

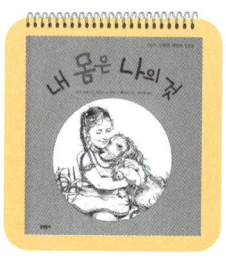

내 몸도 다른 사람이 함부로 대하면 안 될 나만의 것이에요.

내가 수영할 때 수영복으로 가리는 부분, 그러니까 내 가슴과 성기와 엉덩이는 나만의 것이라고 엄마가 말해 주었어요.

그래서 어느 누구도 이유 없이 만져서는 안 된다고요. 남자아이의 성기와 엉덩이도 마찬가지예요.

아기인 남동생의 몸도 자기 것이에요. 하지만 남동생은 혼자서 기저귀를 갈거나 씻을 수 없어요. 누군가 돌봐 주는 사람이 필요하지요. 그래서 아기를 돌보는 사람은 남동생의 성기와 엉덩이를 만질 수 있는 거예요.

— 린다 월부어드 지라드 《내 몸은 나의 것》

어때요? 있는 그대로 잘 알려주고 있지요? 내 몸은 다른 사람이 함부로 대하면 안 되는 나만의 몸이라는 것을요. 수영복으로 가리는 부위는 누구도 이유 없이 만지거나 보여주어서는 안 되는 나만의 것이랍니다. 사진을 찍거나 영상을 찍는 것도 당연히 안 됩니다. 이 그림책을 유치원, 초등학교 지정 도서로 정했으면 좋겠다는 바람이 있습니다. 제가 운영하는 김포의 최고그림책방에는 성교육 그림책을 포함한 다양한 부모 가이드용 성교육 도서를 준비해두고 있습니다. 책방을 방문하시는 모든 분들에게 알려드리고 이런 메시지를 전하기 위해서지요.

 우리는 모두 알고 있습니다. 성교육이 어느 때보다 정말 절실하게 필요하다는 사실을요. 그리고 그 시작은 여러분이 할 수 있습니다. 어렵지 않습니다. 저와 같이 아이들에게 그림책을 보여주고 읽어주는 것부터 시작하시면 됩니다. 나의 몸을 알고 소중한 부위는 나만이 볼 수 있는 나만의 것이라는 사실을 알려주고 내 몸을 지키는 힘을 키워주세요.

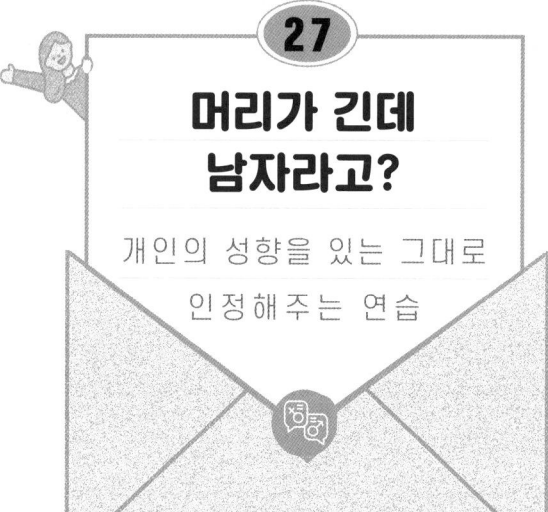

27

머리가 긴데 남자라고?

개인의 성향을 있는 그대로 인정해주는 연습

제가 일하던 병원 소아청소년과에 단골 꼬마환자가 있었습니다. 어릴 때부터 대변 보기를 어려워해 병원에 와서 관장을 하곤 했는데, 얼굴도 예쁘장하고 허리 아래까지 긴 머리를 묶거나 땋아서 오길래 당연히 여자아이라고 생각했습니다. 그런데 알고보니 남자아이더라고요.

소아청소년과에 근무하면서 저는 다양한 친구들을 만났습니다. 참 좋았던 건 소아청소년과 과장님이 아이들을 대할 때 아이의 내면을 바라봐주시는 점이었습니다. 과장님은 어느 한 곳으로 치우치지 않게 아이들을 개별적으로 인정해주었어요. 요즘 소아청소년과 의사 부족 관련 기사들이 많은데도 자신의 자리에서 묵묵히 아이들과 부모를 대하는 과장님이 대단해 보이고 존경스러웠습니다. 의사선생님만 보면 자지러지게 우는 유인이(가명)를 대할 때도 한결같았지요. 관장을 너무 많이 했던 유인이라서 병원 공포심이 극에 달했지만, 과장님 덕분에 점차 울음이 줄어들었고 이제는 관장을 하지 않아도 되는 상태로 호전되었답니다. 그러던 어느 날, 머리카락을 귀밑까지 싹둑 자르고 와서 내심 제가 다 긴 머리칼이 아쉽다는 생각을 하기도 했지요.

작은 옷가게를 운영하는 한 지인은 아들을 키우시는데요. 아이의 머리카락도 긴 데다 본인이 옷가게를 하니까 아이에게 다양한 옷을 입힌다고 하더라고요. 유치원에만 들어가도 남자친구, 여자친구로 구분이 되지요. 아이가 성장하는 동안 (아이의 의견을 물어봐야 하지만) 다양한 머리 모양, 다양한 옷 스타일을 접하게 기회를 열어준다는 건 중요합니다. 무엇보다 친구들이 놀리거나 주변의 시선이나 관심이 부담스러운 경우도 생기는데, 그때 부모가 아이를 믿고 지지해주는 말을 해주는 것만으로도 아이는 안심이 됩니다. 자라면서 취향이 바뀌기도 하니까요.

이렇게 성에 치우치지 않은 습관을 들여주더라도 학교에 들어가면 또 자연스럽게 남자 여자로 구분되는 다양한 상황에 마주칩니다. 그럴 때 부모는 나의 편이라는 인식을 심어주는 게 중요합니다. 여자아이, 남자아이로 구분 짓는 건 어른들의 시선입니다. 아이들은 그런 생각으로부터 훨씬 자유롭고, 있는 그대로 받아들입니다. 특히 여자아이는 이래야 하고 남자아이는 어때야 한다는 점이 아이들에게는 없지요.

성교육에 대한 인식도 이와 비슷합니다. 우리 어른들은 대부분 성교육을 한다고 하면 왠지 부끄럽고 민망합니다. 아이들에게 어떻게 설명해야 할지 모르겠다며 저에게 상담을 청해오기도 하는데요. 하지만 정작 아이들은 이런 선입견이 없습니다. 그저 궁금하고 호기심 세상입니다. 엄마는 가슴이 나왔고 아빠는 수염이 났네? 나도 자라서 엄마 아빠처럼 될 수 있을까? 아이가 엄마는 왜 고추가 없냐고 물어올 때 부끄럽거나 창피할 거 없이 있는 그대로를 알려주면 됩니다. 성을 일부러 미화하거나 왜곡할 필요가 없지요. 아이들이 엄마 아빠를 있는 그대로 대하듯 우리도 있는 그대로 아이들에게 설명해주고 모르면 함께 배워서 하면 됩니다.

성교육이 정자? 난자?로만 국한되는 게 아닙니다. 남성, 여성, 다양한 성적 취향과 다양한 가족의 형태, 아이가 앞으로 성장하면서 만나고 부딪치게 모든 상황이 성교육의 범위랍니다. 최근에 아이들에게 성교육 수업을 하면서 "성교육이라고 하면 어떤 게 가장 먼저 떠오르는지?" 물어봤더니 정자, 난자라고 하더라고요. 학교에서 보건수업을 하면 성교육 시간에 정자, 난자부터 배우는데 우리 때와 똑같습니다. 보고 듣고 경험한 대로 생각하게 되는 것이지요. 초등시기에도 실제 콘돔을 보고 만져보는 경험도 중요합니다. 난생처음 콘돔을 만져본 친구들은 하나같이 굉장히 미끈한 촉감에 깜짝 놀랍니다. 왜 미끄러운 윤활제가 묻어 있는지 알 수도 없고 설명해주는 사람도 없지요.

저는 성교육 시간에 나의 성만 공부하는 것이 아니라 상대방의 성도 함께 알아야 한다고 이야기합니다. 특히 생리대를 꼭 챙겨갑니다. 남자아이들이 월경(생리)에 대해 이론적으로만 훑고 지나가는 거랑 실제로 생리대가 어떻게 생겼고 여자

친구들이 왜 배가 아파하고 화장실에 자주 가는지 아는 것에는 굉장한 차이가 있습니다. 생리대를 한 번 보여주고 열어보라고 하면 조심스럽게 열어봅니다. 생리대를 하루에 몇 개나 사용할 것 같냐고 물어보면 하루에 한 개라고 보통 대답을 하죠. 실제로는 양이 많은 날에는 2~3시간마다 갈아야 하고 양이 많은 날도 있고 적은 날도 있다는 사실을 알려줍니다. 서로의 성에 대해 편견 없이 알아가야 합니다.

우리가 편견을 없애는 데에는 다양한 방법들이 있습니다. 일상에서 하기 쉬운 것 중 하나가 언어사용입니다. 우리가 매일같이 사용하는 언어 속에 부모의 가치관이 들어가고 선입견과 남자 여자에 대한 고정관념이 들어가 있습니다. 형제가 있는 가정이라면 '너희들'이라고 부르지 말고 아이들의 이름을 불러주세요. 그림책을 보거나 노래를 부를 때에도 성과 관련된 단어를 성 중립적인 단어로 바꿔보세요. 우리가 흔히 알고 있는 공주 이야기를 조금 각색해서 아이와 함께 이야기를 만들어보는 것도 좋습니다. 공주가 왕자를 기다리는 게 아니라 왕자가 말을 타고 달려오는 공주를 기다린다는 내용으로 말이지요. 이 세상에는 아주 다양한 사람이 존재하고, 취향이 있다는 것을 아이에게 알려주세요. 다양한 가족이 있는 것처럼요.

사회가 정해놓은 규칙이나 기준에 늘 따를 필요는 없다고 생각합니다. 엄마 아빠가 이런 사실을 알고 깨어 있다면 아이들은 '나라는 존재를 있는 그대로' 받아들일 수 있을 거예요. 스스로 내면의 이야기에 귀기울이고 내가 어떤 걸 좋아하는지 어릴 때부터 찾는 연습을 해온 친구들이라면 자신이 원하는 바를 정확히 말할 수 있고 편안하게 부모와도 고민을 이야기할 수 있을 거예요.

슈퍼히어로를 좋아하는 아이, 과학을 좋아하는 아이, 옷을 입고 꾸미기를 좋아하는 아이, 목소리가 큰 아이, 달리기를 잘하는 아이, 수다스러운 아이, 흥이 많은 아이, 요리를 좋아하는 아이. 남자 여자에 기준을 두는 것이 아니라, 내 아이가 어떤 특성을 갖고 있는지에 집중해서 살펴보세요. 아이가 말이 좀 느리더라도 눈을 맞추고 천천히 대화하는 습관을 들이는 것이 필요합니다.

저희 둘째도 말이 느린 편이라서 내심 걱정을 하곤 했는데요, 아이와의 시간에 집중하기로 했습니다. 저의 일상은 출퇴근 시간을 포함해 하루 12시간을 일하고 집에 돌아오면 정작 아이들을 대할 시간과 여유가 없었습니다. 아이는 돌봄 선생님들과 등하원을 했는데, 엄마 없는 시간 동안 아이들이 정서적으로 많이 힘들어한다는 걸 알게 되었습니다. 그래서 결단을 내렸습니다. 아이들 곁에서 많은 시간을 함께해야겠다고요. 직장을 그만두고 아이들 곁에 지금처럼 있기까지 쉽지 않은 결정이었지만, 아이들과 함께하는 시간을 늘려가다 보니 정말 잘했다는 생각이 듭니다.

정신없이 직장을 다니고 바쁘게 생활하며 육아와 살림을 함께 끌고 갔지만, 저도 힘들었고 아이들은 더 힘들었다는 걸 알게 되었습니다. 평소에는 시간과 여유가 없어서 아이들과 눈을 맞추기도 어려웠는데 이제는 눈을 맞추고 이야기에 귀 기울일 수 있게 되었습니다. 귀를 열어보니 아이들의 이야기가 들어옵니다. 아이들의 관심사가 들어오고 종알종알 노래 부르는 소리가 들어왔습니다. 아이들 개인이 가지고 있는 본연의 모습이 보입니다.

아이를 있는 그대로 바라보는 일은 쉬운 일이 아니지요. 어른인 나 자신도 오래된 관습과 생각에서 벗어나는 일이 쉽지 않습니다. 이렇게 생각해보면 어떨까요? 원래 그런 건 없다고요. 원래 그런 건 없습니다. 여자는 조신해야 하고? 남자는 씩씩해야 하고? 남자는 울면 안 되고? 여자는 목소리가 크면 안 되고? 원래 그런 건 없습니다. 울어도 됩니다. 마음껏 감정을 표현하는 연습을 해보아야 합니다. 조용해도 되고 씩씩해도 됩니다. 사람마다 성향이나 취향이 다 다르니까요. 목소리가 크거나 작아도 됩니다. 있는 그대로의 목소리가 가장 아름다우니까요.

"이대로도 참 좋다!"라고 매일 나에게 말해봅니다. 거울을 보고 이대로도 참 좋은 나에게 미소를 지어봅니다. 아이들이 학교에서 사회에서 맞닥뜨리게 되는 많은 상황들에 내 아이를 있는 그대로 인정하고 존중해주려면 사회의 벽과 맞설 수 있는 용기가 필요하고 또한 지혜가 필요합니다. 부모가 아이를 믿고 존중해주는 것만으로 아이는 이 세상에 가장 큰 내 편을 가지게 됩니다.

 "응." "너 참 멋져." "어떻게 그런 생각을 했어?" 아이는 부모의 말을 먹고 자랍니다. 마음에 새기게 되는 것이지요. 그래, 난 참 멋있는 사람이구나, 자연스럽게 자신을 긍정하고 이 세상을 살아갈 만한 곳으로 여기게 됩니다. 아이가 가지고 있는 고유한 특성과 장점을 발견하고 이를 잘 이끌어주려면 부모 역시 내가 가지고 있는 장점이 무엇일까? 내가 유독 관심을 가지고 좋아하는 게 무엇인지 찾아보는 연습도 필요하겠네요.

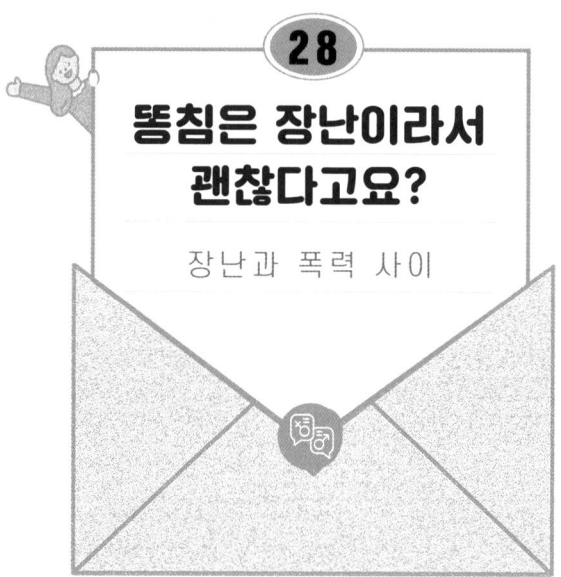

28

똥침은 장난이라서 괜찮다고요?

장난과 폭력 사이

똥~~~침!!!

어린아이, 어른 할 것 없이 똥침은 친밀감을 표현하는 장난 정도로 생각합니다. 아이스께끼는 어떤가요? 치마를 들추는 장난스러운 행동으로 웃고 넘겨버릴 수도 있지만, 상대방은 불편하고 싫은 감정을 고스란히 간직하게 됩니다. 사실 똥침을 하는 행동은 친구 사이나 가까운 가족 사이에서도 바람직하지 않습니다.

우리 몸에서 특별히 소중한 부위가 있습니다. 우리 몸의 신체 부위는 모두 소중한데, 특별히 소중한 부위가 있지요. 구강, 가슴, 음경(음순), 엉덩이입니다. 이 부위는 다른 사람이 내 허락 없이 만져서는 안 되는 부위랍니다. 똥침은 우리 몸의 소중한 부위인 엉덩이를 만지는(찌르는) 행위입니다. 특별히 소중한 부위라고 말하는 이유는 생명과 깊이 관련 있는 부위이기 때문입니다. 생명과 관련 있는 소중한 부위를 만지거나 똥침을 했을 때 혹여라도 상처가 나거나 다칠 수 있습니다. 단순한 장난으로 치부했던 똥침을 하는 행동에 대해서도 다시 한 번 생각해봐야 합니다.

아이들에게 똥침이나 아이스께끼가 친구에게 불편함을 주거나 다치게 할 수 있다는 것을 어떻게 알려주면 좋을까요? 그렇습니다. 바로 그림책을 읽어주면 됩니다. 저희 둘째가 매일같이 읽어달라고 조르던 그림책《호야는 똥침쟁이》는 제목에서 보여지는 것처럼 똥침에 관한 이야기를 다루고 있답니다. 주인공인 호야가 친구에게 똥침을 하는 장면이 나옵니다. 똥침을 당한 친구는 놀라서 울음을 터뜨리지요. 다행히 곁에 있던 엄마가 달려와 호야에게 이렇게 말해줍니다.

"호야, 똥침은 아주 위험한 장난이야! 자칫하면 소중한 곳을 크게 다칠 수도 있어."

엄마의 말을 듣고 미안해진 호야는 친구에게 미안하다고 사과합니다. 아이스께끼에 관한 이야기도 나옵니다. 놀이터에서 친구들과 함께 놀이하던 중에 남자친구가 치마를 입은 여자친구의 치마를 와락 들췄습니다. 그 바람에 소연이의 분홍색 팬티가 보이고 되었고, 친구들이 놀리는 바람에 소연이는 엉엉 울음을 터뜨리고 말았습니다. 단순한 장난이라고 생각할 수 있지만, 친구들과 함께 놀이하고 생활하는 공간에서 친구를 불편하게 하거나 소중한 부위를 다치게 할 수 있는 똥침, 아이스께끼 등의 행동은 '건강한 경계'를 허물어지게 합니다. 사람과 사람 사이에서는 건강한 경계가 지켜져야 합니다. 나의 동의 없이 나의 신체 부위를 만지거나 장난을 치는 행위는 건강한 경계를 허물어지게 합니다.

사실 방귀 뀌는 행위도 마찬가지입니다. 어쩌다 가끔, 실수로, 나도 모르게 나오는 방귀 말고 장난식으로 방귀를 뿡뿡 뀌어대는 경우가 있습니다. 집에서 아빠들은 대놓고 뀌기도 하고요. 함께 자리한 가족들이 불편해하거나 싫은 기색이 역력한데도 고집스럽게 방귀를 뀌어대는 건 실례이고 바로잡아야 할 습관입니다. 가족이기에 더욱 예의를 지키고 함께하는 공간이 많은 만큼 서로 지켜야 할 규칙이 있습니다. 방귀가 나오거나 나오려고 한다면 실례한다는 말을 건네주는 것, 가족끼리 함께하는 공간에서 옷을 벗고 다니지 않는 것, 간지럼 장난을 치는 것도 동생이나 상대방이 싫다고 표현하면 바로 멈추는 것 이런 것들이 가족 내에서 흔히 간과하기 쉽지만 지켜야 할 규칙들입니다. 나의 방식을 고집하지 않고, 상대방의 처지에서 생각해보는 것은 우리가 함께 생활하고 살아가는 세상에서 가장 기본적인 바탕이 되어줍니다.

한마디로 요약하면 '상대가 싫어하는 건 하지 말자!'입니다. 싫어하는 건 안 하면 됩니다. 예스! 라고 표현하는 행동을 하면 됩니다. 건강한 경계를 지키는 일은 나와 너 모두에게 필요합니다. 어릴 때는 부모의 역할이 그래서 중요합니다. 아이가 예쁘다고 볼을 꼬집거나 엉덩이를 만지는 일도 부모가 곁에서 아이를 대신하여 경계를 지켜주어야 합니다. 아이가 불편하거나 싫은 표정을 짓는데도 웃어른이라서, 예쁘다고 하니까 불편한 그 순간에 이러지도 저러지도 못합니다. 왠지 아이가 싫어해서 하지 말라고 말하기에는 예의에 어긋나는 것 같습니다. 아이의 표정이나 말투에서 싫다는 느낌이 든다면 '지금은' 아이가 원하지 않는다는 것을 전달해줄 필요가 있습니다. '지금은 불편해하는 것 같네요' 라든지, 악수나 하이파이브를 한다든지 인사를 하는 등 다른 행동으로 대신할 수도 있을 거예요. 물론 아이가 원하는 수준에서요. 하지만 이런 식의 표현은 지양하는 게 좋습니다. '아이가 수줍어서요.' '아이가 부끄러워하네요.' 라는 표현은 아이를 수줍고, 부끄러워하는 성향의 아이로 고착화할 수 있습니다. 원래 그렇지 않았지만, 부모가 아이의 성격을 '수줍은' 아이로 말한다면, 아이는 스스로를 수줍고 내성적인 사람이라고 생각하게 될 수도 있습니다. 있는 그대로 불편한 상황에 대해 느낌을 설명하고 타협할 수 있으려면 아이와 단둘이 있을 때 한번 연습해보는 겁니다.

"○○이가 기분이 안 좋아? 엄마가 안아줄까?"(아이가 싫다고 대답하면) "그럼, 어떻게 하면 기분이 좋아질까"? 다른 타협점을 찾아보는 거예요. 우리도 가끔 그렇잖아요. 매일 비슷한 일상이라도 포옹하기 싫은 날도 있습니다. 아이도 마찬가지랍니다. 아이들도 엄마 아빠와의 뽀뽀나 포옹이 좋을 때도 있지만, 때로는 싫을 때가 있습니다. '지금은 안고 싶지 않은' 아이의 마음을 헤아리고 아이의 마음이 안정될 때까지 기다림도 필요합니다. 반대로 아이가 떼를 쓰거나 고집을 부리는 날에 엄마 자신도 화가 나고 지칠 때가 있는데요. 그럴 때는 안방과 거실, 방과 방 사이에 잠깐의 거리를 두면 순간적으로 치밀었던 감정이 차츰 누그러지기도 합니다.

엘리자베스 슈뢰더의 《너의 몸은 너의 것이야》에서 아이가 설정한 경계선을 존중하는 방법에 대해 아래와 같은 방법을 설명합니다.

1. 신체 접촉에 앞서 항상 아이의 의사를 확인하기
2. 아이가 그만하라고 말하면 멈추기
3. 아이의 대변인이 되어주기

앞에서도 언급했듯이 같은 포옹과 뽀뽀라도 매 순간 달라질 수 있습니다. 어느 날은 "아빠 뽀뽀!"가 좋았다가도 어느 날은 불편합니다. 아이와 신체 접촉을 하기 전에 "안아도 될까?" 물어보거나 팔을 활짝 펼쳐서 아이가 안아주면 꼭 끌어안습니다. 반대로 매번 엄마가 포옹을 해주어야 하는 것은 아닙니다. 엄마도 잠시 쉬고 싶을 때가 있거나 포옹이나 뽀뽀 대신에 손을 잡는 것이 편할 때도 있으니까요. 아이가 엄마의 가슴을 만지고 싶어 하는 경우도 마찬가지입니다. 엄마가 불편하면 아이에게 "엄마가 지금은 싫어"라고 단호히 이야기하고 아이의 이마에 뽀뽀를 해주거나 안아주는 것으로 아이에게 표현할 수 있습니다.

  몸놀이나 간지럽히기 등 아이와 신체를 접촉하는 놀이를 할 경우, 처음에는 서로 재미있어서 시작했지만 다소 과격해지는 경우가 있습니다. 정도가 심해지면 아이가 겁을 먹기도 하고 실제로 다치기도 하고요. 놀이를 하다가 그만하고 싶으면 "그만 하세요." "멈춰요."라고 말하라고 아이에게 알려주세요. 그리고, 아이가 말하는 "그만 하세요!" 요청을 듣고는 바로 멈추어야 합니다. 장난으로 시작했지만, 아이에게는 무서움이나 두려움, 불쾌감으로 변할 수 있으니까요.

  평소에 아이가 엄마 아빠와 몸놀이나 스킨십을 하다가 그만하라는 요청을 했을 때 존중하고 바로 멈춘다면 아이는 자신의 느낌이나 표현에 대해 자신감을 갖게 됩니다. 친구와 놀이를 하다가도 상대방의 표현이나 느낌을 민감하게 알아차리고 대처할 수 있게 되지요. 아이는 어떤 상황에서든 불편하거나 원치 않는 신체접촉에 대해서 말할 수 있다는 걸 자연스럽게 터득하게 됩니다.

  장난과 폭력 사이에 있는 선을 지켜주려면 ==좋다, 싫다는 표현을 명확히 해야 합니다.== 모호한 반응이거나 확실하지 않으면 물어보아야 합니다. 내가 한 행동이 기분이 나빴는지,

나빴다면 바로 미안하다고 사과해야 합니다. 어떤 친구에게는 괜찮은 행동도 다른 친구에게는 불쾌한 경험이 될 수도 있으니까요. 무엇보다 똥침이나 아이스께끼와 같은 장난은 소중한 부위를 다치게 할 수 있고 친구를 속상하고 불편하게 할 수 있는 행동이므로 주의를 줄 필요가 있습니다.

어릴 때부터 아이의 경계를 존중해주는 일은 이처럼 매우 중요합니다. 이 또한 반복 학습이 필요합니다. 포옹하거나 신체 접촉을 할 때 어린아이지만 물어보고, 싫다면 뒤로 물러나는 것, 그게 바로 경계존중의 첫 단추입니다.

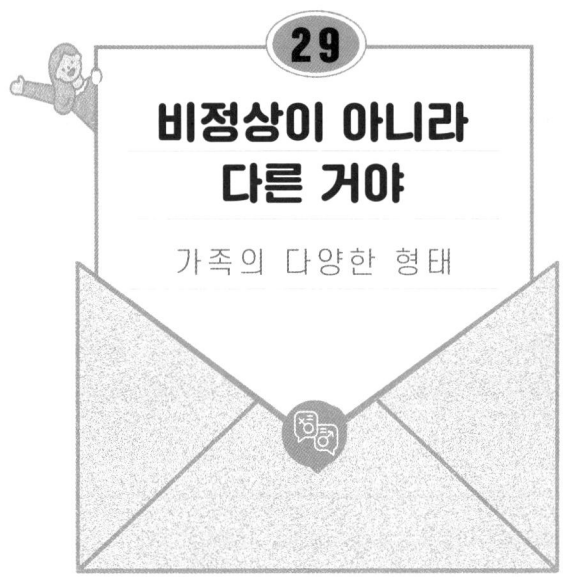

29
비정상이 아니라 다른 거야

가족의 다양한 형태

소아청소년과에 근무하면서 다양한 부모와 가족들을 만났습니다. 엄마와 아이가 병원에 내원하는 경우가 제일 많지만, 할아버지 할머니와 함께 오거나, 터울이 아주 많은 형과 함께 오거나, 친척이나 지인과 함께 내원하는 경우도 많았습니다. 이럴 때 조심스러운 부분이 호칭입니다. 겉모습으로 지레짐작해서 아버지 혹은 할머니 할아버지라고 불렀는데 아니라면 서로 민망한 상황이 될 수도 있거든요. 아이와 관계가 어떻게 되는지 소아청소년과 과장님도 늘 물어보십니다. 병원에 올 때에는 아이의 상태에 대해 가장 잘 아는 양육자에게서 어떤 상태인지를 인계받아 오는 것이 중요합니다. 병원 기록에도 아이와의 진료상황과 상태를 의무기록으로 남겨야 하기 때문입니다. 가장 중요한 건 아이와의 관계, 친밀감, 그리고 가족 간의 소통입니다. 가족의 형태와 의미에 대해 고개를 끄덕이게 되는 다봄출판사의 책 속 문구를 소개합니다.

아이의 가족이 일반적인 가족 형태와 다르다고 해서 우리가 어떤 특정한 단어를 사용한다면 그 아이는 자신의 가족이 사회의 통념에서 벗어나 있다고 느끼기 쉽다. 가족 구성원이 몇 명이든 또 어떤 형태든 상관없이 모든 가족은 똑같은 가치와 의미를 지닌다. 중요한 것은 아이 눈에 자신의 가족이 자연스럽고 긍정적으로 비칠 수 있도록 하는 것이다.
— 크리스티나 헨켈, 마리 토미치 《스웨덴식 성평등 교육》

저도 이 말에 동의합니다. 가족이 몇 명이고 어떤 형태든 상관없이 모든 가족은 의미가 있다는 겁니다. 부모가 함께 살지 않더라도 아이를 보러오고 자녀 양육을 함께하는 경우도 많습니다. 평일에는 직장 때문에 할머니, 할아버지 혹은 친인척과 함께 살지만, 주말에는 부모와 함께 시간을 보냅니다. 상황에 따라서 삼촌이나 이모와 함께 살 수도 있고 엄마 또는 아빠와 생활하기도 합니다. 그리고 남자와 남자, 여자와 여자, 같은 성끼리 결혼하고 생활하는 등 생각보다 우리 주변에는 예전보다 훨씬 다양한 가족의 형태가 존재합니다.

대부분 이성애자를 기준으로 우리 사회에서 성 소수자로 분류되는 레즈비언, 게이, 트랜스젠더의 비율은 훨씬 적고 제도적으로도 소외되어 있습니다. 태어날 때부터 생물학적으로는 남자, 여자로 구분이 되지만 성적 취향은 또 다른 내용입니다. 겉으로는 여자인데 남자이고, 여자로 태어났는데 이성이 아닌 동성에 성적으로 끌리기도 합니다. 사실 이 부분은 내가 선택할 수 있는 영역이 아닙니다. 이성에게 끌리는 사람이 있듯이 자연스럽게 동성에 끌리는 사람도 있는 것이죠. ==비정상이 아니라 나와는 다른 것입니다.== 나와 다르다고 해서 틀리다거나 비정상이라고 말하는 것은 상대를 있는 그대로 존중하는 마음이 부족한 것입니다. 세상에는 정말 많은 사람이 살고 있고 똑같은 사람은 단 한 사람도 없습니다. 외모는 물론이고 성격, 취향, 식성, 좋아하는 관심사, 성적 취향 등 모두 다릅니다. 모두 다르기에 함께 어울려 살아가고 있고, 서로를 배려하고 존중하는 자세가 필요합니다.

 이혼했거나 별거 중이거나 혹은 집안 사정으로 부모와 따로 떨어져 사는 가정에서의 아이들에게 필요한 것이 무엇일까요? 부부가 결혼하고 아이를 낳고 키우는 과정에서 수많은 이벤트를 만나고 경험하는데요. 좋은 이벤트라면 좋겠지만, 상황이 좋지 않은 이벤트도 생길 수 있습니다. 아이를 홀로 키우면서 엄마가 우울증이 생기거나, 아빠가 회사를 여러 번 옮겨 경제적으로 불안하거나, 맞벌이를 해야 해서 아이를 부모님에게 맡겨야 하는 경우 등 살아가다 보면 예기치 않은 경우와 변수들이 생깁니다. 싸우고 화해하고 계속 싸우고 해결되지 않은 채 다른 문제가 불거지기도 하지요.

 이럴 때는 주변의 도움을 받는 것이 좋습니다. 우울한 감정이 지속이 되면 신경정신과 병원을 방문하거나 각 지자체마다 설립된 육아지원센터, 건강가정지원센터의 도움을 받는 것이죠. 육아를 하다 보면 나 혼자만의 고민이라고 생각했던 것들이 사실 다른 부부들도 다른 가정도 겪어나가고 있는 일이라는 걸 알게 될 때가 많습니다. 예전에 비해 요즘은 부부나 부모, 육아 상담을 위한 문이 많이 열려 있습니다. 아이를 양육하는 데 있어서 부부의 의견이 대립하고 그 화살이 아이들에게까지 영향을 미친다면 잠시 떨어져 있거나 결단을 내려야 하는 순간도 오지요.

 아이들은 부모가 싸우는 모습이나 말투, 소리에서 긴장하고 불안감을 가지게 됩니다. 어린이집이나 유치원, 학교에서 아이들의 정서가 고스란히 나타나기도 합니다. 엄마 아빠가 어느 날부터 같이 살지 않는데 아이는 그 이유를 모릅니다. 엄마나 아빠가 설명해주지 않으니까요. 그저 불안한 마음을 계속 가지고 있습니다. 엄마가 슬퍼 보이고 내가 괜히 물으면 안 될 것 같다는 생각에 궁금해도 꾹 내면으로 삭히게 됩니다. 아이들은 분위기나 환경에 민감해서 당장은 이해하기 어려운 부분들도 아이의 눈높이에서 설명해주는 것이 좋습니다. 엄마 아빠가 지금 왜 떨어져 살고 있는지, 엄마 아빠가 싸우다가도 화해한다면 화해하는 모습을 보여주는 것도 좋습니다. 엄마 아빠가 심하게 다투는 모습을 본 이후에 아이에게 제대로 된 설명을 해주지 않으면 아이는 엄마 아빠가 싸우는 이유가 '나 때문'이라고 생각합니다. 그래서 아이는 더욱 위축되고 감정이 불안한 상태로 바뀌게 됩니다. 엄마 아빠가 떨어져 살게 된다면 나 때문인가? 생각하다가 언젠가는 함께 살게 되겠지 하는 희망 고문에 빠져들지도 모릅니다.
 친구와 친하게 지내다가도 싸우고 화해하듯이 엄마 아빠도 싸울 때가 있고 의견이 다를 때가 있다는 것을 알려주세요.

그리고 만약 이견이 좁혀지지 않고 따로 살게 되는 경우가 생긴다면 아이에게 솔직하게 말해주는 겁니다. 예를 들어 이렇게 말해보면 어떨까요?

"엄마랑 아빠가 사랑해서 결혼했지만, 이런저런 이유로 의견이 맞지 않을 때가 있었어. 우리 ○○이 때문이 아니고 엄마 아빠가 생각이 많이 달랐어. ○○는 엄마 아빠의 가장 소중한 딸(아들)이야. 엄마 아빠가 이야기를 많이 해보았는데 지금은 떨어져서 지내려고 해. 아빠는(엄마는) 우리 ○○랑 같이 지내지 못할 거 같아. 하지만 아빠는(엄마는) 우리 ○○이를 너무 많이 사랑하고 자주 보러올 거야. ○○도 아빠가(엄마가) 보고 싶으면 언제라도 전화해도 돼. 사랑해."

엄마 아빠가 다툴 때 아이들은 그 이유가 '나 때문'이라는 생각을 가장 많이 한다고 해요. 아무래도 아이를 키우다 보면 부부가 하나부터 열까지 안 맞는 부분이 생기기 마련입니다. 엄마는 집안에서 육아, 집안일, 살림하느라 엄마대로 힘들고, 아빠는 회사에서 받은 스트레스를 그대로 안고 오기도 하지요. 그런 부분들이 풀리지 않은 채 엉키고 쌓이다 보면 부부 사이가 심각해지기도 합니다. 관계개선을 위해 상담과 치료를 받고, 이런저런 노력을 함에도 불구하고 해결되지 않는 일도 있습니다. 지속적인 부부싸움과 불화는 아이들에게 좋은 영향을 주지 못합니다. 부부가 서로 각자의 길을 가게 되더라도, 아이들의 부모라는 사실에는 변함이 없습니다.

가족은 사전적인 의미로는 주로 부부를 중심으로 혈연, 입양으로 이루어진 사람들의 집단을 말합니다. 부모와 자식, 부부 등의 관계로 맺어져 한집에서 생활하는 공동체이지만, 세상에는 형태나 기능 면에서 다양한 가족의 모습이 있습니다. 핵가족, 대가족, 입양 가족, 재혼 가족, 동성인 부모 가족, 한부모 가족 등 형태는 다르지만, 함께 생활하고 관계를 맺는 가족의 의미는 같습니다.

우리에게 어떤 가족의 형태가 더 좋다고 판단할 기준은 없습니다. 시대가 변하고 세상의 모습이 변하듯이 열린 시각으로 다양한 가족의 형태를 이해하고 다름을 인정하는 연습이 필요합니다. 부모는 몇 분이야? 저분은 누구야? 너와는 어떤 관계니? 개방형 질문을 통해 그 가족에게 관심을 표현할 수 있습니다. 우리가 닫힌 시각과 관계의 개념에서 질문한다면 난처한 상황이 생길 수 있으니까요. 이제는 관계의 개념으로 가족을 바라보아야 하겠습니다. 소아청소년과에서 "○○ 아버님이세요?"라고 지레짐작하여 묻는 대신에 "관계가 어떻게 되세요?"라고 물어보듯이요. 처음에는 개방형 질문이 어색할 수 있지만 연습하면 금세 익숙해질 겁니다.

중요한 건 가족의 형태나 모양이 아니라 서로 소통하는 가족인지, 함께 관계를 맺는 가족 내에서 안정감을 느끼고 즐거움을 느끼는지에 초점을 두어야 할 겁니다. 부부 사이의 관계도 그렇듯 가족 내에서의 관계도 노력이 필요합니다. 그런 노력을 할 때 아이가 우리 가족은 조금 다른 모양이지만, 재미있고 즐거운 가족이야, 라고 자연스럽고 긍정적으로 느낄 수 있겠지요.

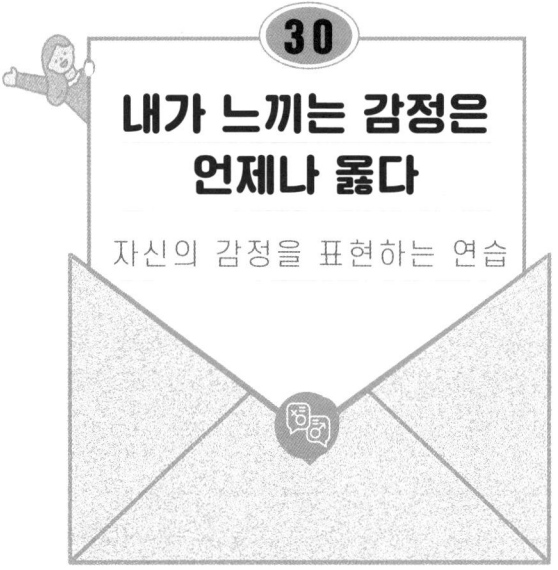

30
내가 느끼는 감정은 언제나 옳다

자신의 감정을 표현하는 연습

눈물이라는 단어를 들으면 어떤 생각이 드나요? 슬픔? 우울? 저는 눈물이라는 건 감정의 솔직한 배출구라고 생각해요. 아이들이 떼를 쓰고 울거나 슬픔이나 감정을 표현하는 건 자연스러운 거지요. 어른들은 어떤가요? 남자는 울면 안 된다는 말을 들어본 적이 있을 거예요. 지금은 상황이 많이 달라지고 있지만, 여전히 남자는 울면 안 돼~ 참아야 한다는 강박관념을 가지고 있을 겁니다. 사실 울음을 참는 게 좋은 건 아니거든요. 아이든 어른이든 속상하거나 슬프거나 화가 나거나 혹은 기쁠 때 눈물을 통해 감정을 배출할 수 있습니다.

"울어도 돼~ 괜찮아."

이 말에는 묘한 힘이 실려 있습니다. 울어도 돼~ 그래도 돼. 지금도 충분히 잘하고 있어. 괜찮아~ 가족 내에서 아이들과 이런 이야기를 나누어본 적 있으신가요? 저는 첫째와 개인적인 일로 힘들 때 이렇게 아이에게 말했어요. 울어도 된다고. 괜찮다고. 그제야 아이는 참고 있던 얼굴의 표정을 풀면서 있는 힘껏 울음을 터뜨렸어요. 얼마나 힘들었을까요? 고작 열 살이었는데 첫째라서, 맏이라서, 어떤 상황에서도 감정을 숨겨왔을 거예요. 하지만 이렇게 감정을 표현하고 함께 고민을 이야기하다 보면 이미 흘러간 상황에 대해서 객관적으로 볼 수 있게 되고, 자신의 감정을 솔직히 드러내면서 후련함을 느끼게 됩니다.

그런 적 있지요? 한껏 울고 나면 뭔가 개운해지는 경험 말이에요. 울음을 통해 카타르시스를 느끼기도 합니다. 저는 방문간호사를 하면서 서울, 인천, 지방까지 운전을 정말 많이 했는데요, 차에서 보내는 시간이 많다 보니, 차 안에서 좋아하는 음악도 듣고, 가끔 간식이나 끼니도 해결하면서 3년이라는 시간을 보냈습니다. 퇴근길, 뻥 뚫린 도로를 달리면서, 속상했던 일을 생각하면 툭 하고 눈물이 났어요. 아이를 낳고 줄곧 워킹맘으로 살아오면서 감정들이 쌓이고 쌓였던 것 같아요. 겉으로 씩씩하게 당차게 해내는 것처럼 보여도, 실제로 저와 같은 사람들이 많을 거예요. 일상에서 받은 스트레스를 그때그때 풀지 못하면 감정이 누적되어 한꺼번에 터지기도 하지요. 내 감정을 알아차리는 연습이 필요합니다.

네이버 국어사전에서 감정, 기분, 마음을 검색해보았어요.

- 감정 : 어떤 현상이나 일에 대해 일어나는 마음이나 느끼는 기분
- 기분 : 대상이나 환경 따위에 따라 마음에 절로 생기며 한동안 지속하는 유쾌함이나 불쾌함 따위의 감정, 주위를 둘러싸고 있는 상황이나 분위기
- 마음 : 사람이 본래부터 지닌 성격이나 품성

평소 혼용해서 사용하고 있는 단어들인데, 조금씩 의미와

느낌이 다르지요? 감정이라는 단어가 기분이나 마음까지 내포하는 가장 포괄적인 개념이네요. 어떤 현상이나 일에 대해서 일어나는 마음이나 느끼는 기분. 그때그때 우리가 느끼는 즐거운 기분이나 본래 지니고 있던 성향이나 마음이 감정이라는 형태로 이루어지는 것 같습니다. 지금 나의 감정이 어떤지? 좋은지? 나쁜지? 유쾌한지? 불쾌한지? 조금 화가 나는지? 진정이 되었는지? 알아차리는 연습이 필요합니다. 특히 아이를 키우는 부모 자신의 감정을 알아차리는 건 육아를 하는 데에도 큰 도움이 됩니다.

예를 들어 아이가 잠을 안 자서 서서히 화가 치밀어 오르고 피곤하고 짜증이 납니다. 아이는 계속 휴대폰을 보고 싶다고 고집스러운 모습을 보입니다. 한 번이야, 마지막이야, 기회를 주고 끄는데도 계속 졸라댑니다. 화가 점점 나지요. 감정 스위치를 켭니다. 아! 내가 지금 화가 나고 있구나. 10점 중의 3점에서 더 올라갈 것 같아요. 내 감정에 점수를 매겨봅니다. 이건 위험하겠구나, 라고 알아차릴 수 있습니다. 그럴 때 심호흡을 깊이 한다든지, 잠시 베란다나 다른 방으로 공간을 이동한다든지, 아이에게 버럭 할 수 있는 상황을 조금 피해 보는 겁니다. 그리고 조금 진정이 되면 아이에게 엄마의 감정 상태를 설명해줍니다.

"엄마가 여러 번 기회를 주었는데 고집을 부려서 엄마가 화가 났어. (혹은 속상했어. 기분이 안 좋았어) 우리 ○○랑 같이 잠을 자고 싶었는데 ○○가 계속 졸라대서 힘들었어. 잠 자고, 내일 다시 보자."

화라는 감정을 싣지 않고 단호하고 차분하게 이야기해주는 거지요. 물론 이론과 실제가 다르다는 걸 저도 압니다. 그런데도 우리는 연습을 하고 또 노력해야 합니다. 때로는 정말 힘에 부칠 때도 있습니다. 그럴 때는 아이에게 솔직히 이야기하고 보여줍니다. 어른도 힘들고 슬플 때는 눈물을 흘린다는 걸 알려주는 것도 아이가 자신의 감정표현을 배우는 좋은 방법입니다.

"지금은 기분이 별로야. 좋아지려면 시간이 걸릴 것 같아."
"지금은 슬픈데 시간이 지나면 좋아질 거야."

내가 아이를 위로하기도 하고 아이가 저를 위로하기도 합니다. 조그만 손으로 엄마를 잡아줍니다. 그리고 어루만져줍니다. 그림책 모임에서도 일상 속에서 느끼는 엄마들의 감정을 공유합니다. 완벽한 엄마가 되려는데 쉽지 않습니다. 잘하려고 하는데 내 감정이 오락가락합니다. 슬프고 우울하고 짜증이 나고 힘이 듭니다. 그림책 모임에 참여한 한 어머니도 요즘 자신의 감정이 힘들었다고 말하면서 아이가 도리어 자신을 위로해주었다고 놀라워했어요. 평소 엄마가 아이를 안아주고 달래주었는데 그 모습을 기억하고 있다가 엄마에게 해준 것이겠지요.

자신의 감정을 알아차리는 연습, 자신의 감정을 다른 사람에게(아이에게도) 솔직히 표현하는 연습을 해보세요. 이런 감정이나 기분은 무한정 계속되지는 않습니다. 하지만 만약 우울한 감정이 나를 짓누르고 있는 상태가 해소되지 않고 지속된다면 상담가나 의사의 도움을 받아야 합니다. 우리가 가끔 감기에 지독하게 걸리듯이 감정도 마찬가집니다.

우리는 우리의 감정을 대수롭지 않게 여기는 경우가 많습니다. 하지만 감정도 아플 수 있고 다치고 피가 날 수 있습니다. 겉으로 보이지 않는다고 해서 괜찮은 게 아닙니다. 나만 아는 내 감정을 소중히 생각해주세요. 아프면 상담 받고 약도 먹고 치료를 받으면 됩니다. 몸이 아프듯이 마음도 아플 수 있습니다. 감기도 초기에 잡아야 하듯 마음이 아프면 초기에 잡아야 합니다. 내버려두다가 치료 시기를 놓치기도 하고 나의 상태가 점점 더 악화될 수 있거든요.

아이가 유치원에서 가지고 온 감정 카드가 참 좋았습니다. 기쁘고 화나고 속상하고 답답하고 무섭고 두려운 여러 가지 감정들이 감정 카드에 그림으로 표현되어 있어요. 아이와 함께 그림에 나타난 표정을 이야기하고 어떨 때 그런 감정을 느끼는지 이야기해보았어요. 스케치북에 아이와 함께 감정을 표현하는 얼굴을 그려보아도 좋겠네요. 감정에는 다양한 표정들이 있다는 걸 아이와 함께 그려보세요. 얼굴 생김새가 다르듯 같은 상황에서도 느끼는 감정이 다 다를 수 있다는 걸 알려주세요. 그리고 아이가 느끼는 감정은 소중하고, 나의 감정을 알아차리고 솔직하게 표현하는 것이 얼마나 중요한지를 터놓고 이야기하는 시간을 가졌으면 좋겠습니다.

내 감정을 참지 않고 싫어! 라고 표현할 수 있다는 것, 내가 이유 없이 그냥 싫은 기분이 들 수 있다는 것, "그냥 싫어. 불편해"라고 이야기해도 된다는 걸 아이에게 알려주세요. 이런 표현과 알아차림이 나와 상대방 사이에 경계를 지키는 데에도 필요합니다. 친근감의 표시로 장난을 치다가도 상대방이 싫다고 표현하면 멈추는 것도 용기입니다. 반대로 상대방 친구가 나를 놀리거나 장난칠 때 "싫어, 그만해"라고 말할 수 있는 것도 용기랍니다. 평소 가족들과 생활할 때에도 '상대방의 동의'를 구하는 것은 가장 필요한 습관입니다. 아이를 부모의 소유물이 아닌 독립된 인격체로 바라봐주세요. 아이에게 동의를 구하고 신체접촉을 하고, 아이를 있는 그대로 바라봐주세요. 아이의 몸은 아이 것이니까요.

지금 제가 바라보는 하늘은 하얀색이기도 하고 회색과 하늘빛이 섞여 있습니다. 하늘에 떠 있는 구름도 매 순간 바뀌고 날씨도 똑같은 날이 단 하루도 없습니다. 우리의 감정도 그렇습니다. 매 순간 바뀌고 하루하루 다르고 한순간에도 다양한 감정들이 존재합니다. 약간 기쁘고 답답하고 걱정스럽기도 합니다. 자연스러운 감정입니다.

최숙희의《네 기분은 어떤 색깔이니?》에서도 이렇게 첫 문장을 시작합니다.

'내 기분은 알록달록 무지개색. 자꾸자꾸 달라져.'

우리의 감정이나 기분에도 아주 다양한 색깔들이 존재한다는 걸 이 그림책을 통해 들여다볼 수 있겠네요. 오늘 하루의 시작을 또 어떤 감정의 색깔들로 물들여갈까요? 벌써 기대가 됩니다.

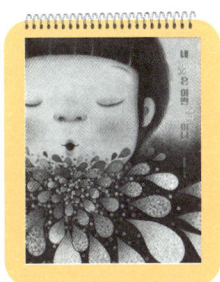

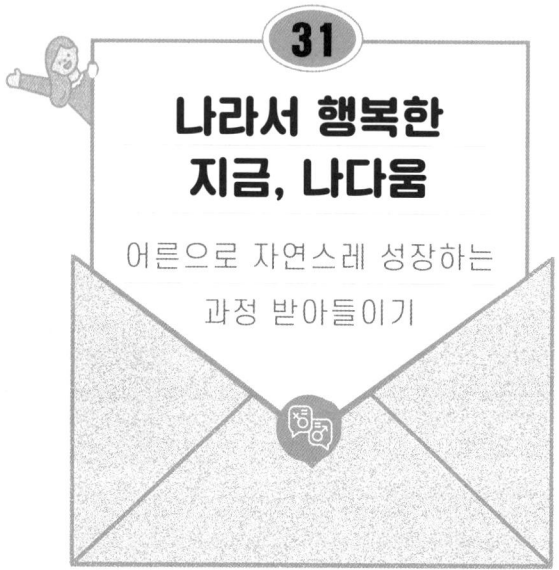

31

나라서 행복한 지금, 나다움

어른으로 자연스레 성장하는

과정 받아들이기

자신의 몸을 그려본 적이 있나요? 내가 어떻게 생겼는지 매일 거울을 통해 관찰하고 있나요? 표정은 어떻고 지금 눈 모양이 어떤지 한번 거울을 들여다보세요. 우울한 표정은 아닌지, 뭔가 속상한 일이 있었다면 표정이 좋지 않겠지요. 우리가 매일같이 보는 거울이라고 해서 내 몸을 다 표현할 수는 없습니다. 겉으로 드러나지 않는 마음은 더 그렇고요. 하지만 어떤 순간이든 내 몸에 대해 말하고 감정이나 기분을 표현하는 것은 '나를 있는 그대로 인정하는' 첫 번째 단계입니다.

 저는 그림책 성교육 시간에 아이들에게 자신의 몸을 그려보라고 말합니다. 평소 거울을 통해 얼굴과 몸의 대략적인 부분은 보지만, 구체적으로 그려보라고 하면 머뭇거리기 마련입니다. 반면 평소에 자신의 모습에 관심이 많고 표현에 적극적인 친구들이라면 자신의 몸을 표현하는데 아주 구체적으로 그려낼 수가 있습니다. 그림 실력이랑은 크게 상관이 없습니다. 이번에 자신의 몸(성기)을 그린 친구들도 두루뭉술하게 표현해 놓았어요. 학교에서 보건수업이나 성교육 관련 수업을 듣기는 하지만 내 몸을 표현하기에는 매우 한정적이지요. 미술 시간에 그림 그리기를 매번 하지만, 옷을 입은 사람의 모습을 많이 그릴 테지만 옷을 벗고 있는 모습을 그리는 건 사실 상상할 수 없겠지요? 하지만 자신의 성장 모습을 그려보는 건 나의 성장이 자연스럽고 잘 이루어지고 있구나 하는 것을 깨닫게 되는 중요한 기회가 되기도 합니다. 겨드랑이에 털이 자라고 가슴이 나오고 목소리가 변하는 등 몸에 관심을 기울이면 몸의 변화가 눈에 보입니다. 털이 자라고 몸이 변하는 부분이 성가신 것이 아니라 '나도 이제 어른의 몸으로 변하는구나' 하는 자연스러운 성장 과정으로 아이들이 받아들일 수 있도록 반응해주세요.

특히 어린아이였던 모습에서 십 대가 되고 사춘기에 접어들면서 아이들은 몸과 마음의 성장을 하게 되는데요, 이때 아이의 성장을 긍정적으로 대하고 변화의 흐름에 자연스럽게 대처해줄 때 아이와의 관계 역시 돈독해집니다.

아이와 평소 사이가 좋았던 부모는 아이에게 사춘기가 다가와 자주 부딪치게 되면 어쩔 줄 몰라 합니다. 우리 애가 이런 애가 아니었는데, 하면서 서먹해지고 가끔 서운해서 삐지기도 합니다. 사춘기는 몸과 마음이 성장하고 변하는 시기입니다. 몸의 변화는 눈에 띄어서 알아차리기 쉽지만, 마음의 변화는 그렇지 않습니다. 아이 스스로 자신만의 경계를 만들고 정신적으로 독립하기 위해 애쓰고 있는 단계입니다. 이럴 때는 "너는 도대체 왜 그러냐?" 묻기보다는 "그럴 수도 있겠다" 되뇌듯이 속으로라도 말해봅니다. 이어폰을 꽂고 혼자만의 시간을 중요하게 생각하기도 합니다. 그럴 때는 혼자만의 시간을 가지도록 충분히 허락해주세요. 어떤 책에서 본 글귀가 생각이 나네요. 사춘기는 '뜸 들이는 시기'라고 누군가 이야기했습니다. 밥이 익으려면 충분한 시간을 두고 뜸 들이는 시간이 필요하지요? 사춘기도 충분히 아이가 성장하고 고민하고 스스로 생각하고 자랄 수 있게 시간을 주는 시기랍니다. 아이가 부모에게 고민을 이야기해올 때 아이의 말을 들어주시면 됩니다. 아이는 아직 부모와 소통할 준비가 안 되었는데 다짜고짜 문을 벌컥 열고 들어가 잔소리한다면 저라도 싫을 것 같습니다.

혼자만의 공간과 시간은 누구에게나 필요합니다. 아이들도 마찬가지랍니다. 내 방이 있는 것과는 별개로 내가 혼자만의 시간을 충분히 가질 수 있는 공간이 있는지, 허락되는지 살펴보세요. 오늘부터라도 아이 방에 '똑똑 노크해주세요' 팻말을 달아주세요. 물론 부모님 방에도요. 아이도 부모의 방에 들어올 때 노크하는 습관이 들여지면 가족 사이에서 건강한 경계가 만들어지게 됩니다. 사소한 차이지만 큰 변화가 일어날 수 있습니다. 작고 세심한 배려가 큰 힘을 발휘합니다.

제 아이가 무심코 하던 이야기들이 있는데요, 십 대 청소년답게 아이돌이나 애니메이션에도 관심이 많고, 자신이 좋아하는 이상형에 대해서도 종알거리며 이야기하는 걸 좋아하더라고요. 아이를 보며 '아, 나도 저럴 때가 있었지' 하고 다시

금 학창시절을 떠올리게 됩니다. 부모가 보기에는 지금 모습 그대로 예뻐도 아이들은 외모에 엄청 신경을 쓰기 시작할 거예요. 제 아이의 경우, 치아가 바르지 않은 것에 대해 어느 날 한참을 이야기하더라고요. 그동안 거울을 보거나 양치를 할 때 생각했겠지요. 아이의 고민을 들을 기회가 없었는데, 그날 우연히 평소 생각이나 고민을 털어놓더라고요. 저도 사실 학교 다니면서 치아교정을 했던 터라 아이의 고민이 충분히 이해가 되었습니다. 하지만 교정이 필요한 경우인지, 교정을 하게 되면 비용은 물론이고 치아관리를 더 철저하게 해야 한다는 걸 아이에게 말해주었습니다. 당장 해결책을 주기보다는 아이의 감정을 수용해주고 여러 가지 방법과 선택지에 대해 말해주고 아이 스스로 선택할 수 있도록 알려주었습니다.

현재 나의 자녀가 무엇을 궁금해하고, 어떤 걸 고민하고 있는지 그 부분에 초점을 맞춰서 필요한 정보를 제공해주거나 도와줄 수 있는 부분에 대해 이야기해보세요. 자녀의 일상속 소소한 이야기들을 들어주고 반응해주는 것부터 시작하시면 좋습니다.

부모의 관점에서 아이를 교육하는 일은 쉽지 않습니다. 본보기를 보여야 하고, 감정을 절제하는 일도 익숙하지 않으면 어렵지요. 부모의 감정을 표현하는 것도 사실 성교육 측면에서 좋은 방법이 되기도 합니다. 아이가 물어보는 질문에 대해서 모두 다 설명할 수는 없잖아요? 그럴 때는 이렇게 이야기 해보면 어떨까요?

"그 질문은 엄마도 대답하기가 어려운데? 엄마한테 생각할 시간을 줄래? 함께 찾아볼까?"

"엄마도 처음 생리할 때 굉장히 무섭고 당황했었어. 생리에 대해서 미리 들어본 적이 없고 준비할 시간도 없었거든. 그런데 생각해보니 성장하면서 다들 하는 거고, 자연스러운 일이더라고."

부모 자신의 경험과 그때 느낀 감정을 함께 이야기하면 아이들도 아~ 엄마 아빠도 그랬구나, 엄마 아빠 이야기에 귀를 기울이게 됩니다. 자녀의 감정이 소중하듯 부모의 감정도 소중합니다.

어린아이라 하더라도 갑자기 엄마의 가슴을 만지거나 치마를 들추는 행동을 보인다면 단호하지만 짧게 안 된다고 알려주세요. 서로의 경계를 지키고 존중해주는 일은 이처럼 일상생활 속에서 이루어져야 합니다. 형제자매라고 하더라도 개인이 느끼는 감정은 다를 수 있습니다.

'너희'라고 부르는 대신, 아이들 각자의 이름을 불러주세요. 아이들의 이름을 불러주는 것만으로 아이마다 고유한 특성과 성격, 취향을 존중해주고 다름을 인정해줄 수 있습니다. 저희 아이들이 참 좋아한 그림책이 있었는데요, 각자 성격도 모습도 하는 일도 다 다르지만, 있는 그대로 인정해주는 그림책이 있습니다. 바로 로저 하그리브스의 《EQ의 천재들》 시리즈입니다. 첫째 아이도 수다 씨를 시작으로 간지럼 씨, 참견 씨, 거꿀 씨, 구두쇠 씨, 작아 씨, 조용 씨, 느려 씨, 바빠 씨, 스타 양, 변덕 양을 즐겨보고 지금까지도 이 그림책의 주인공 친구들을 좋아하고 그림책을 소중하게 아끼고 있습니다. 며칠 전에는 어떤 캐릭터처럼 되고 싶다고 이야기를 하기도 했으니까요. 그림책 속 친구들처럼 아이들이 가진 재능이나 특성을 있는 그대로 바라보고, 이 그림책을 함께 읽으면서 나도 이런데! 하며 그림책 속 친구들을 통해 자신의 모습을 들여다볼 수 있겠지요.

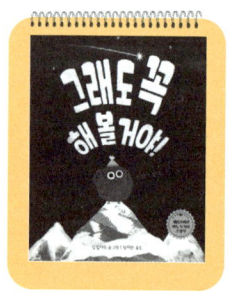

그림책을 고를 때 가끔은 성별과 무관한 그림책을 읽어주는 것도 도움이 됩니다. 공주는 늘 드레스를 입고, 왕자는 씩씩하게 말을 타고 나타나는 이야기보다는 주인공이 스스로 길을 찾아가고 사람들을 만나고 험난한 여정도 맞닥뜨리지만 멋지게 행동하고 극복해나가는 이야기도 들려주면 좋을 것 같습니다. 킴 힐야드의 《그래도 꼭 해 볼 거야!》는 작은 윙윙이(파리)의 모험을 그린 이야기랍니다. 새끼손톱보다 작디작은 윙윙이의 꿈은 결코 작지 않아요. 친구들은 하나같이 말도 안 되는 꿈이라며 놀리거나 정신 차리라고 하지요. 하지만 윙윙이는 주변의 만류에도 불구하고 '내 안의 소리'를 듣고 용기를 내봅니다. 작은 걸음이지만 한걸음 한걸음 쌓이고 포기하지 마! 난 할 수 있어! 라는 목소리에 마침내 윙윙이가 바라던 꿈에 도달하게 되었어요.

 누군가는 꿈을 꾸고 누군가는 꿈을 이루어나갑니다. 아주 작은 목표라도 하나씩 성취하고 이루어나가는 과정은 경험해 본 자만이 알 수 있는 기쁨이자 의미 있는 변화랍니다.

 아이를 키우고 있는 우리도 마찬가지 아닐까요? 아이를 낳고 키우는 동안 많은 우여곡절과 힘듦, 어려움을 겪어나가기도 하지만 매 순간, 날마다 조금씩 걸어오면서 아이들과 함께 성장하는 우리를 발견하기도 합니다. 성교육을 하기 위해 이 책을 펼친 여러분에게도 이 작은 시도가 모이고 모여 아이들이 세상의 주체로 나답고 떳떳하게 살아갈 힘을 키워줄 것입니다. 아이들에게는 가장 큰 지원자이고 응원자인 여러분들이 있으니까요.

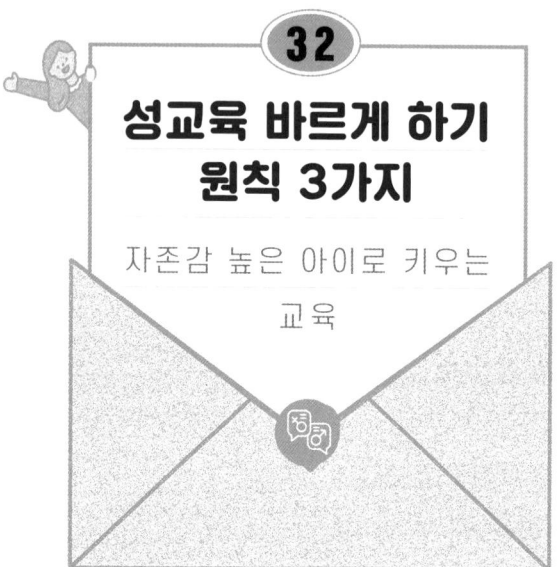

32
성교육 바르게 하기 원칙 3가지

자존감 높은 아이로 키우는 교육

부모가 직접 내 아이에게 성교육을 한다고 하면 어렵게만 생각되었지요? 이 책을 펼치기 전과 지금은 어떤가요? 좀 달라지셨나요? 아마 처음보다는 마음이 편해지고, 아~ 이렇게 시작하면 되겠구나! 하는 생각이 드시나요? 그렇다면 제가 이 책을 참 잘 쓴 거겠죠?

이번 장에서는 지금까지 성교육에 관해 다루었던 내용을 정리하는 기분으로 알려드릴까 합니다. 저 역시 많은 부모님과 아이들을 만나면서 이렇게 정리하게 되었습니다.

첫째, 내 몸의 소중한 부위를 제대로 알려주기

어른들도 잘 모릅니다. 내 몸에서 특별히 중요한 부위를 말해보라고 하면 선뜻 입 밖으로 말이 나오지 않습니다. 저도 그랬습니다. 하지만 평소에 보고 접하는 부위일수록 내가 더 관심을 가지고 관리하고 아이들에게도 알려줘야 합니다. 여름에 물놀이할 때 수영복을 입을 때 아이에게 설명해주면 좋습니다. 수영복은 우리 몸의 소중한 부위를 가리고 지켜주는 거야. 음순(음경), 가슴, 엉덩이가 되겠지요. 그리고 구강(입)도 소중한 부위에 포함됩니다.

나만이 볼 수 있고 만질 수 있는 부위입니다. 허락 없이(동의 없이) 다른 사람이 나의 소중한 부위를 보거나 만져서도 안 된다는 걸 알려주세요. 사진을 찍거나 동영상을 촬영하는 것 또한 안 됩니다. 아이들에게 소중한 부위를 알려주면서 정확한 용어를 사용해야 합니다. 소중이가 아니라 음경(음순)이라고 정확한 명칭을 사용해주세요. 저는 성교육 할 때마다 정확한 용어를 사용하는 것부터 시작합니다.

어릴 때부터 뽀로로 성교육 그림책《오목이 볼록이》를 읽어주면서 남자와 여자의 다른 몸에 대해 알려주고, 성장하면서 몸이 어떻게 변하는지 알려주는 것도 중요합니다.

자, 두 친구가 있습니다. 한 친구는 어릴 때부터 엄마 아빠가 음경(음순)이라는 정확한 용어를 사용하면서 목욕할 때마다 "음순 씻자~." "음경 씻자."라고 표현해줍니다. 잠자기 전에《오목이 볼록이》와 같은 그림책을 읽어주면서 남자 여자의 다른 부분에 관해 설명해주고, 어른으로 성장하면서 어떻게 몸이 변하는지 알게 됩니다. 한두 번으로 끝나지 않겠지요? 좋아하는 그림책은 또 다른 그림책으로 이어집니다.《오목이 볼록이》를 시작으로《엄마 씨앗 아빠 씨앗》,《엄마가 알을 낳았대!》,《곧 수영 대회가 열릴 거야!》등 다양한 그림책의 세계로 빠져들게 됩니다.

또 다른 친구가 있습니다. 목욕할 때나 평소에 잠지, 고추, 소중이 등의 표현으로 듣고 성장합니다. 그림책을 읽지만, 성교육과 관련된 그림책을 읽어본 적은 없습니다.

이 두 친구의 십 년 뒤 성에 대해 받아들이는 인식은 어떨까요? 평소에 음경(음순)이라는 용어를 엄마 아빠처럼 익숙하게 받아들이고 표현한 친구와 난생처음 듣는 친구가 받아들이는 느낌은 확연히 다르지 않을까요? 어린아이가 어른으로 성장하는 과정에서 가정 성교육을 통해 털이 자라고 가슴이 나오고 수염이 자라는 게 자연스러운 과정일 거라고 예상했던 친구와 전혀 몰랐던 친구가 자신의 몸의 변화를 받아들이는 느낌이 확연히 다르지 않을까요?

내 몸의 소중한 부위를 말하는 것조차 어려운 친구들이 정말 많습니다. 음경(음순)이라는 단어를 처음 듣거나 처음 말해보는 친구들이 너무도 많습니다. 제가 성교육을 시작한 이유도 이 때문입니다. 많은 부모님에게, 아이들에게 정확한 용어를 사용하는 것부터 알려주어야겠다, 소중한 부위를 알려주는 것부터 시작해야겠다 다짐하게 되었습니다.

둘째, 아이의 질문에 긍정적으로 밝게 반응하고 답해주기

아이가 "엄마, 나는 어디로 나왔어?"라고 물어본다면 "응! 좋은 질문인데? 엄마가 알아보고 이야기해줄게!" 긍정적으로 답변해주세요. 인상을 찌푸리거나 화를 내면서 지금은 몰라도 된다고 말하면 안 되겠지요. 아이들은 궁금하고 호기심이 생겨서 질문하는 겁니다.

아이에게 성교육을 하기로 마음먹었다면 (이 책을 펼치는 여러분은) 내가 평소 생각한 느낌이나 인식부터 점검해보셔야 합니다. 그리고 리셋하는 거예요. 속으로 이렇게 이야기해보세요. '나도 할 수 있어. 부끄럽지 않아'라고요. 아이들이 이미 다 성장해서 늦었다고요? 그래도 부모가 하는 것이 좋습니다. 포르노나 음란물을 접했을 십 대 청소년 친구들에게도 이런 영상에 대해서 어떻게 생각하는지 이야기를 나누고 '하지 마' 보다는 아이들이 영상을 '선택할 수 있게' 도와주어야 합니다. 성은 감추거나 숨기는 것이 아니라 밝고 열린 시각으로 부모가 받아들이고 표현할 때 아이들도 부모에게 물어보거나 조언을 구할 수 있겠죠.

셋째, 예의와 매너를 알려주기

아이들이 자위하거나 음경(음순)을 조몰락거리는 것은 자연스러운 행위입니다. 우리는 모두 성적인 존재입니다. 하지만 자위행위에도 우리가 지켜야 할 예절과 매너가 있다는 걸 알려주어야 합니다. 자신의 소중한 부위는 자신만이 보고 만질 수 있고, 남에게 보여주어서는 안 됩니다.

먼저, 혼자 있는 공간에서만 해야 한다는 걸 알려주세요. 자신의 소중한 부위를 만지는 건 자신만의 공간, 즉 화장실이나 내 방에서 할 수 있도록 설명해주세요. 다른 사람과 다 같이 생활하는 공간에서는 (특히 거실) 해서는 안 되겠죠?

소중한 부위를 만질 때는 깨끗이 손을 씻고 만져야 하는 걸 알려주세요. 모래를 만지거나 바깥에서 놀고 손을 안 씻는다면 병균이나 세균이 소중한 부위에 들어가서 아플 수 있다는 걸 알려주어야 합니다. 우리가 식사하기 전에 깨끗이 손을 씻는 것처럼, 생활 속에서 실천하는 습관을 하나하나 알려주면 됩니다. 아이마다 성향이 다 다르고, 자위를 하는 친구도 있고 안 하는 친구도 있을 거예요. 기저귀를 갈거나 벗고 있는 상태에서 조몰락거릴 때는 "이제 속옷 입을 시간이야." 또는 "이제 속옷 입고 장난감 가지고 놀까?" 등으로 자연스럽게 시선을 돌려주면 됩니다. 아이가 집착적으로 만지는 것이 아니라면 대부분은 심심해서, 혹은 아무 생각 없이 조몰락거리기도 하거든요. 그럴 때는 놀이를 하거나 몸을 움직이는 등 다른 행위로 자연스럽게 시선을 돌려주는 것이 좋습니다. 그러면 아이는 자연스럽게 만지는 행위를 멈추게 됩니다. 평소 자위를 하는 친구들에게는 혼자만의 공간, 손을 깨끗이 씻기, 다른 활동이나 놀이, 운동을 권하고 알려주면 됩니다. 손을 씻는 과정에서도 자위 욕구가 자연스럽게 사라지기도 합니다.

자신의 몸을 탐색하고 알아간다는 건 자신의 몸을 사랑한다는 증거랍니다. 성장하는 과정을 자연스럽게 받아들이고 필요한 부분을 알려줄 때 비로소 아이 스스로 자신의 몸과 성을 있는 그대로, 긍정적으로 받아들이고 자존감이 높은 사람으로 성장하게 됩니다.

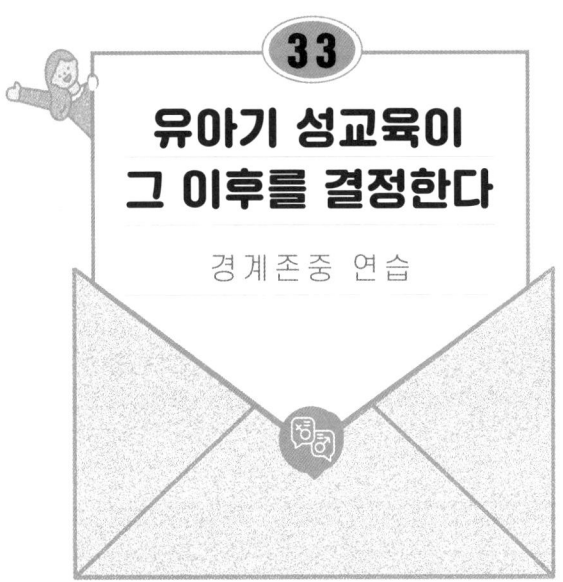

유아기 성교육이 그 이후를 결정한다

33

경계존중 연습

아이들에게 성교육하기 가장 좋은 시기가 언제일까요? 대부분은 아이들이 성장하면서 초경이나 몽정을 할 시점을 떠올립니다. 2차 성징이라고 하죠. 2차 성징이 다가오는 시점에 성교육을 시작하거나 할 계획을 세웁니다. 물론 아주 안 하는 것보다는 낫지만 성교육은 유아기 때부터 시작하는 것이 좋습니다. 반복해서 강조하지만, 성교육은 어린 시절부터 필요합니다.

아이가 성장하고 초경이나 몽정을 하는 시기가 다가왔습니다. 아이가 충분한 사전정보가 없는 상태에서 첫 사정을 경험하게 되면, 당황하거나 더럽다는 생각까지 하게 됩니다. 내 몸에 갑자기 변화가 일어나니까요. 아이들에게 미리 설명해 줄 때는 이렇게 말하는 게 좋습니다.

남자는 11세부터 16세 무렵에 딱딱해진 고추(음경) 끝에서 희고 끈적한 액체가 흘러나오게 된단다. 이걸 사정이라고 하는데, 그 액체는 정액이라고 말하고 고환(정소) 속에서 만들어진 아기씨, 즉 정자가 들어 있어 고추(음경)에서 나오지만 오줌과 섞이지는 않는단다.

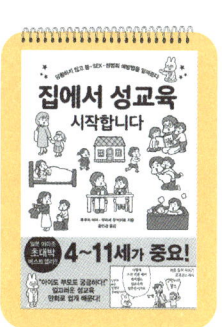

– 후쿠치 마미, 무라세 유키히로 《집에서 성교육 시작합니다》

아이에게 미리 이렇게 이야기해두면 아이가 '아~ 이게 그거구나'라고 넘어가게 됩니다. 미리 알고 있는 것과 모르고 사정을 하는 것은 받아들이는 느낌이 다르겠지요. 앞서 말씀드린 것처럼 사전에 정확한 정보 없이 사정하게 되면 지저분하다거나 성기가 더러워졌다는 느낌을 가질 수 있습니다. 사실 아이가 이런 일을 경험하게 되면 부모에게 말을 하기도 하지만 숨길 수도 있습니다. 평소 일상의 대화를 자주 나누는 부모라면 물어볼 수 있지만, 십 대 청소년이 된 이후에는 자신만의 공간을 중요시하고 방문을 닫고 혼자만의 시간을 가지는 것이 당연한 순서일 겁니다. 부모와 자연스러운 대화가 오가더라도 자신의 몸에서 일어나는 변화를 표현한다는 건 또 다른 이야기입니다. 아이에게도 감추고 싶은 부분이 있으니까요. 만약 이 시기에 자신의 몸을 긍정적으로 받아들이지 못한다면 자신의 몸을 부정적으로 바라보거나 평생 잘못된 성 가치관으로 고민하게 될 수도 있습니다.

이를 해소해주려면 사전에 제대로 된 정보를 알려줄 필요가 있습니다. 사정하게 되면 나오는 정액 속에는 항염증 물질, 과당 결정, 효소와 같은 물질이 포함되어 있고, 정자를 보호하고 질 속까지 보내기 위해서 약간 희뿌옇게 보이고 끈적거린다는 걸 알려줍니다. 정액이 나오는 길은 소변이 나오는 길과 같지만, 사정할 때는 방광 출구가 닫히기 때문에 섞이지 않는다는 사실도 알려줍니다. 또한, 사정한다는 건 자신의 좋은 느낌과 쾌감을 알아가는 자연스러운 현상이라는 것을 알려줍니다. 사실 우리의 몸은 기분 좋은 느낌을 알아가는 과정만으로도 자신의 몸을 긍정적으로 바라보고 연애를 하거나 타인과의 인간관계를 맺는 데 있어 상대방을 배려하고 좋은 영향을 줄 수 있습니다.

만약 아이가 고추를 만져서 더럽다는 표현을 한다든지, 지지! 라는 표현을 한다면 아이들도 자신의 성기나 쾌감, 자위, 사정에 대해서 불결하다는 느낌을 평생 가지게 될지도 모릅니다. 어린아이들에게 "소중한 부위니까 만질 때는 손을 깨끗이 씻자"라고 말해주면 됩니다. 고추를 만져서 불결한 것이 아니라 자연스러운 과정이고 소중한 부위를 어떻게 관리하는지 예절과 매너에 대해서 알려주는 것이 중요합니다.

사정에 대해서 말씀드렸는데요, 사정은 남자만 경험하는 것이니 남자만 알아야 할까요? 그렇지 않습니다. 남자의 사정에 대해 여자도 알아야 하고, 여자의 초경에 대해서 남자도 알아야 합니다. 서로의 성에 대해, 몸에서 일어나는 변화를 알고 있는 것은 매우 중요합니다.

제가 성교육을 하면서 남자아이들에게 생리대를 보여줍니다. 한 번도 본 적이 없고 만져본 적이 없는 생리대를 아이들은 신기해합니다. 엄마가 매달 생리를 하지만 본 적도 들어본 적도 없을 테니까요. 저는 꺼내놓고 이야기합니다. 그리고 아이들이 몰랐던 부분에 관해 알려줍니다. 여자아이들이 생리대를 하루에 몇 번 교체하는지 물어보면 "한 번?"이라고 답합니다. 며칠 동안 하는지, 왜 배가 아픈지, 왜 자주 화장실에 가는지 남자아이들은 알지 못합니다.

어떤 성교육 전문가는 남자 학생들에게 생리대를 2~3시간 정도 착용해보는 실습을 시켜본다고 합니다. 하루 종일, 일주일 동안이나 생리대를 착용해야 하는 여자들의 느낌을 아주 조금이나마 알 수 있을 거 같네요. 아예 모르는 것보다는 낫지 않을까요? 막연하게 생각하고 있던 서로의 성에 대해 알아가는 것만으로도 많은 부분이 해소됩니다. 저도 그랬어요. 앞서 말한 사정의 경우, 끈적하고 희끄무레한 것으로 생각하고 느낌이 좋지 않았는데 제대로 알고 나니 그동안 내가 가지고 있던 편견이 해소되는 느낌이었습니다. 막연히 아는 것과 제대로 아는 것은 이렇게 다릅니다. 이렇듯 성 지식뿐만 아니라 경계존중에 대해서도 가르치고 함께 실천해야 합니다.

우리가 어릴 때 친척 집에 가거나 아는 지인을 만나면 귀엽고 예쁘다는 이유로 볼을 꼬집거나 뽀뽀를 강요당한 적이 있지요? 느낌이 어땠나요? 불편한 감정을 참은 기억이 한두 번쯤은 있을 겁니다. 상대방이 좋은 의도로 한 행동일지라도 '나의 감정과 경계'는 지켜져야 합니다. 아이를 키우면서 우리는 예절을 매우 중시하는 경향이 있습니다. 하지만 예의 바른 것과 자신의 경계를 알고 지키는 것은 다른 이야기입니다. 아이들이 예쁘고 귀엽다고 뽀뽀를 권유하지 말아주세요. 불편한 기색인지 싫은 표정인지 부모가 아이의 편에서 대변인이 되어주어야 합니다. "아이가 지금은 불편해하네요."라든지 뽀뽀 대신에 인사를 한다든지 손을 잡는다든지 다른 행동으로 대체할 수도 있을 겁니다. 아예 하지 말라는 것이 아니라 예의는 지키면서 아이의 경계 또한 지켜주는 것이 필요한 순간입니다. 아이가 불편한 감정을 표현했지만 어린아이라는 이유로 자신의 감정이 존중받지 못한다면, 이 아이는 성장하는 동안 자신의 솔직한 마음을 표현하거나 감정을 표출할 수 없을 겁니다. 가정 내에서 경계를 존중한다는 건 나이와 위치 상관 없이 아이를 있는 그대로 한 사람으로 존중하고 배려하는 것입니다.

경계가 중요한 또 다른 이유가 있습니다. 경계는 위험한 상황을 빠르게 인지하고 대처할 수 있는 능력을 키워줍니다. 평소 일상생활 속에서 부모가 아이의 경계를 존중하고 지켜준다면, 누군가 아이의 경계를 침범하거나 무너뜨리려 할 때 아이가 민감하게 대처하고 반응할 수 있도록 도와줍니다. 어떤 상황에서 타인이 자신의 경계선 안으로 들어오려고 할 때 '아! 위험하다!'라는 것을 인지해서 빠르게 도움을 요청할 수 있게 되는 것이죠.

경계존중 연습이 되어 있지 않다면 '그럴 수도 있지' 어물쩍 넘어가거나 자신의 경계영역이 어디까지인지, 그런 상황에서 어떻게 해야 하는지 알지 못하는 경우가 생길 수 있습니다. 경계와 관련해 좋은 그림책이 있어서 소개해볼까 합니다.

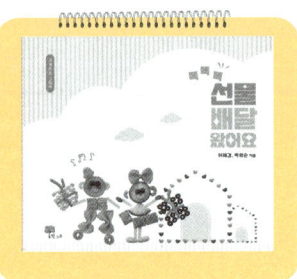

누군가를 불편하게 만드는 말과 행동은 경계를 침범하는 일이야.

친근한 마음을 표현하기 위해 친구들에게 아무 생각없이 했던 장난도 언제든지 해도 괜찮다고 생각했던 장난도 친구가 불쾌하게 느꼈다면 장난이 아닌거야.

상황에 따라 성폭력이 될 수 있어.

그렇기 때문에 우리가 누군가의 경계를 넘어가기 전, 반드시 '동의'를 구해야 해.

내가 너의 손을 잡아도 될까? 너와 함께 찍은 사진을 SNS에 올려도 될까?

내가 너를 OO라고 불러도 될까? 너의 방에 들어가도 될까?

그리고 상대방이 너의 말과 행동을 거부하면 불편한 감정을 존중하고 그 행동을 즉시 중지해야 한단다. 경계존중으로 반짝거리는 세상은 어떤 느낌일까?

— 박희순, 허혜경 《똑똑똑 선물 배달 왔어요》

저는 이 그림책을 보면서 모두 자신만의 경계가 있다는 것, 누구와 함께하는지 내가 결정할 수 있다는 것, 경계영역은 내가 정할 수 있다는 것, 누군가의 경계를 넘어가기 전에 동의가 중요하다는 것을 알 수 있었습니다.

어린아이들에게도 자신만의 소중한 경계가 있다는 걸 아시겠죠? 나의 조그만 아이에게도 동의를 구해야 합니다. 내가 좋아서 한 행위도 때에 따라서는 아이가 불쾌하거나 싫을 수도 있습니다. 늘 해오던, 괜찮다고 생각한 장난이나 행동도 상대방이 '불쾌한 감정'을 느꼈다면 바로 중지해야 합니다. 저는 아이를 안아줄 때 크게 팔을 펼칩니다. 아이가 내 품에 쏙 들어올 때 꼭 끌어안아 줍니다. 아이가 동의했다는 표시니까요.

어린아이들에게도 경계가 있고, 그 경계를 존중하고 지켜주어야 합니다. 경계존중 연습을 어린 유아기 시절부터 시작해야 합니다. 내 몸의 소중한 부위를 알고 지켜나가는 걸음, 바로 경계존중에서 시작됩니다.

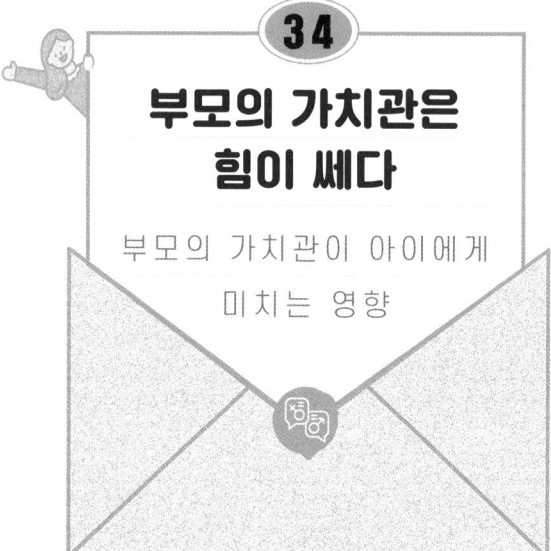

34
부모의 가치관은 힘이 쎄다

부모의 가치관이 아이에게 미치는 영향

"여자애 방이 이게 뭐야? 너무 더럽잖아!"
"남자애가 왜 이렇게 목소리가 작아?"
"여자가 밤늦게 돌아다니면 안 돼."

제가 소아청소년과 간호사로 10년 넘게 근무를 해오면서 부모의 가치관이 얼마나 중요한 것인지 알게 되었습니다. 좋은 부모가 되고 싶지만 실제로는 작은 일에 짜증을 낼 때도 참 많습니다. 안 그래야지 하면서도 어느 순간 해야 할 일과 역할들에 파묻히다 보면 아이들에게 나의 감정이 송곳처럼 나가는 순간을 저도 느낍니다. 그럴 때면 반성하고 부정적인 감정과 언어를 비워내고 새로운 긍정의 기운으로 채웁니다. 순수하고 해맑은 아이들은 부모의 감정을 먹고 자랍니다. 부모의 가치관이나 성에 관한 인식도 자연스럽게 받아들입니다. 성에 대한 여러분의 인식과 가치관은 어떤가요? '성'이라는 단어를 들었을 때 첫 느낌은 어떤 단어로 표현이 될까요?

적은 단어들이 부정적인 게 많나요? 긍정적인 게 많나요? 아마 대부분의 우리 세대는 부정적인 단어가 많을 거라고 생각합니다. 평소 성에 관한 대화를 많이 하고, 서로 어떤 스킨십을 좋아하는지에 관해 대화를 나누는 부부를 제외하고는 '성'에 관한 이야기를 나누는 것조차 어색하기 짝이 없을 겁니다. 엄마 아빠가 성에 관해 가지고 있는 생각과 느낌을 아이들도 고스란히 받아들입니다.

아이가 고추를 조몰락거립니다. "에잇! 더러워, 지지!" 아이의 손을 쳐냅니다. 아이는 자신의 느낌에 충실하게 소중한 부위를 만지다가 엄마 아빠에게 혼나고 말았습니다. 심하면 화를 내거나 윽박지르기도 할 겁니다. 실제로 유아 자위는 많고 흔한 일입니다. 부모가 아이의 행동에 대해서 어떻게 반응하느냐에 따라 아이는 자신의 몸을 긍정적으로 또는 부정적으로 대하게 됩니다. 아이와 가장 많은 시간을 보내고 함께하는 부모는 아이에게 가장 큰 영향을 주는 사람입니다.

'성'에는 긍정적인 부분도 있고 부정적인 어두운 부분도 있습니다. 우리는 둘 다 알고 있어야 합니다. 그리고 아이들에게도 알려주어야 합니다. 우리가 성을 어떻게 알고 대하느냐에 따라서 아이들의 인식도 변합니다. 우리는 모두 성적인 존재이고, 성은 좋은 것입니다. 건강하게 자신의 몸에 대해서 잘 알고 영위한다면 심리적인 안정감과 편안함을 느낄 수 있으니까요. 하지만 세상에는 성과 관련된 나쁜 면도 존재합니다. 성범죄, 성폭력이 대표적입니다. 나만의 경계영역에 동의 없이 타인이 침범하는 경우 성폭력이 될 수 있는데, 성 자체가 나쁜 것이 아니더라도 어떤 사람이 어떻게 이용하느냐에 따라 범죄가 되기도 합니다. 어릴 때부터 아이들에게 성의 양쪽 측면을 균형 있게 알려주는 것이 중요합니다.

또 하나 중요한 것은 장난과 폭력 사이입니다. 평소 부모와 아이가 하던 장난이었는데 어느 순간 아이가 싫다고 표현하거나 그만하라고 말할 때는 즉시 멈추어야 합니다. 장난과 폭력을 혼동하는 부모님들이 많습니다. 아이가 하지 말라고 표현하면 그만해야 하는데 계속하는 부모님도 있고요.

특히 내 아이에게 한없이 관대한 부모님들이 있습니다. 집에서는 부모 말을 잘 듣고 순한 아이가 집 밖에서는 성폭력 가해자가 될 수도 있습니다. "우리 애는 그럴 애가 아니에요!" 아이를 두둔하시죠. 하지만 내 아이라고 해서 부모가 다 알지 못합니다. 부모 앞에서는 순하고 순종적이지만 밖에서는 가해자가 될 수도 있고 평소 생각지도 못했던 인물이 범죄를 저지르기도 하니까요.

아이가 어릴 때부터, 놀이를 하고 다른 사람과 관계를 맺을 때에는 규칙과 규율, 동의가 필요하다는 걸 알려주어야 합니다. 만약 아이가 다른 친구를 밀치거나 장난을 심하게 친 경우에 부모가 "장난이니까 봐줘"라는 식으로 어물쩍 넘겨버린다면 아이는 어떻게 생각할까요? 아, 엄마 아빠는 이렇게 해도 봐준다고 쉽게 생각할 겁니다. 우리가 함께 살아가는 세상에서는 다른 사람과의 관계와 경계존중, 동의가 매우 중요합니다. 부모가 다른 사람과의 관계에서 어떻게 대처하고 반응하는지에 따라 아이도 보고 배웁니다.

남자아이라서, 여자아이라서가 아니라 아이를 있는 그대로 인정하고 존중해주는 자세가 필요합니다. 평소 은연중에 나도 모르게 했던 행동이나 말투에서 하나의 성만 우월시한다든지 차별한 적이 있었는지 살펴보세요. 여자니까 조용하고 정리정돈을 잘해야 하고, 남자는 목소리가 크고 활달해야 하는 건 아닙니다. 아이들 각자 좋아하고 관심 있는 분야가 다르듯이, 성향도 외모도 목소리도 모두 다릅니다. 정리정돈은 남자든 여자든 해야 하고 청소나 집안일도 마찬가집니다. 많이 바뀌었다고는 하지만 여전히 집안일은 여자의 몫이라는 관념이 우리사회에 지배적입니다. 우리부터라도 조금씩 바꿔볼까요? 가족이 함께 집안일을 하고 분리수거를 해볼까요? 요리도 잘하는 사람이 하면 됩니다!

 부모의 가치관이나 평소 신념은 아이들이 성장하는 시기에도 표현됩니다. 아들을 키우는 엄마는 보통 아이가 사정, 몽정하는 시기가 닥치면 당황하기 마련이죠. 정액이 묻은 속옷을 '더러워진' 팬티라고 표현을 한다면 아이 관점에서 자신의 성기나 몸의 변화에 대해 부정적인 인식이 생길 수 있습니다. 평소 부모와 돈독한 관계라도 남자에게는 예민한 일이기 때문에 부모 나름의 준비가 필요합니다. 아이가 사정한 것 같다면 "첫 사정을 한 거니?"라고 담담하게 사실만 물어봅니다. 그리고 자연스럽게 "팬티에 정액이 묻었으면 물로 헹궈서 세탁기에 넣어줄래?" 대처법을 알려주면 됩니다. 과장하지도 않고 숨기지도 않았지요? 담담하게 사실을 물어보면서 대처법을 자연스럽게 알려주면 됩니다. '더럽다' '냄새난다'라는 표현에는 가치관이 들어가 있어서 말할 때도 주의가 필요합니다. ==땀에 젖은 셔츠처럼 정액이 묻은 팬티 정도로 언급하시면 됩니다.== 아이들 방에도 준비가 필요합니다. 사정과 몽정 등 몸의 변화가 일어나는 시기이므로 아이에게 물어보고 준비해줍니다. ==물티슈나 수건, 두루마리 휴지 등 아이마다 선호하는 것이 다를 겁니다.== 무엇보다 이런 몸의 변화와 성장이 자연스럽고 부모(아빠)도 거쳐온 과정이라는 사실을 알려줄 필요가 있습니다. 아빠의 예전 경험이나 당황스러웠던 느낌을 아이에게 전해준다면 아이도 안심하고 부끄럽지 않은 자연스러운 과정임을 받아들이기 쉬울 겁니다.

여자아이도 마찬가지입니다. 처음 초경을 할 때 엄마가 인상을 찌푸린다든지 평소 생리(월경)를 귀찮은 일로 표현했다면 아이도 생리는 불편한 거구나 하고 생각할 거예요. 어른으로 성장하고 아이를 가질 수 있는 몸이 되는 만큼 내 몸을 소중히 관리하고 생리(월경)도 자연스러운 과정으로 받아들일 수 있게 미리 알려주는 노력이 필요합니다. 생리통이 심하면 약을 먹고, 생리대를 미리 준비하는 계획 등을 아이와 함께 세우면 좋겠네요. 음모가 자라기 시작하면 초경을 할 시기가 다가옴을 기억하고 아이에게도 생리대를 착용하는 연습을 미리 시켜보면 좋습니다.

내 몸의 변화에 대해 알아야 하듯이 나와 다른 성에 대해서도 알아야 합니다. 심에스더, 최은경의 《이런 질문, 해도 되나요?》에 나온 이 구절에 특히 공감이 갑니다.

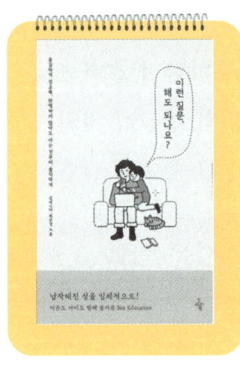

자신의 몸뿐 아니라 다른 성별, 다른 사람의 몸에 대해서도 잘 알아야 해요. 차이를 통해 서로의 다름을 이해하게 되면, 생리와 같은 신체적 변화도 자연스럽게 바라볼 수 있으니까요. 아이들이 서로의 몸에 대해 알아갈수록 '남자니까 이렇게 여자니까 저렇다'는 편견과 고정관념에서 벗어날 수 있어요. 우리 몸에서 일어나는 다양한 현상들을 자연스럽게 받아들이고 공감할 수 있도록 어른들이 잘 도와주면 좋겠어요.

아이들에게 몸에 대해 알려줄 때는 담담하고 편견 없는 말투와 솔직한 용어를 사용해주세요. 말하는 태도와 뉘앙스에 가치관이 배어나오니까요. 아이들은 내용만큼이나 부모의 태도와 뉘앙스로도 많은 영향을 받는다는 사실을 꼭 기억하면 좋겠어요.

– 심에스더, 최은경의 《이런 질문, 해도 되나요?》

이처럼 부모의 가치관은 분위기와 뉘앙스만으로도 아이에게 긍정적 혹은 부정적으로 전해지기도 합니다. 우리가 배운 것을 아이에게 알려줄 때도 주의할 점이 있는데요. 나의 가치관이 정답인 듯 강요하지 않아야 합니다. "정말 멋지지 않니?"라든가 "정말 불결해, 더럽다"는 표현에는 나의 주관적인 느낌과 가치관이 담겨 있습니다. 담담하고 담백하게 있는 그대로의 사실을 알려주고 아이의 생각과 의견을 물어보는 게 가장 좋습니다. 하지 마! 이렇게 해! 부모가 강요하는 것보다는 아이가 음란물에 대해서도 어떻게 생각하는지? 스스로 선택하고 결정할 힘을 키워주는 것이 필요합니다.

아이가 궁금해하거나 질문할 때 답해주는 것이 제일 좋습니다. 아이가 질문하지 않더라도 일상 속에서 나의 몸을 소중히 다루어야 하고, 관리하는 법 정도를 담백하게 알려줍니다. 아이가 성장하는 동안 아이에게 교육하고 알려주어야 하는 시점은 매번 찾아오니까요. 우리 주변에 나의 가치관과 일치하는 가족이나 지인, 친구가 있나요? 아이가 성장하면서 부모에게 숨기는 부분도 터놓을 수 있는 좋은 대화상대를 찾는다면 부모도 안심되고 아이도 혼란스럽지 않을 겁니다.

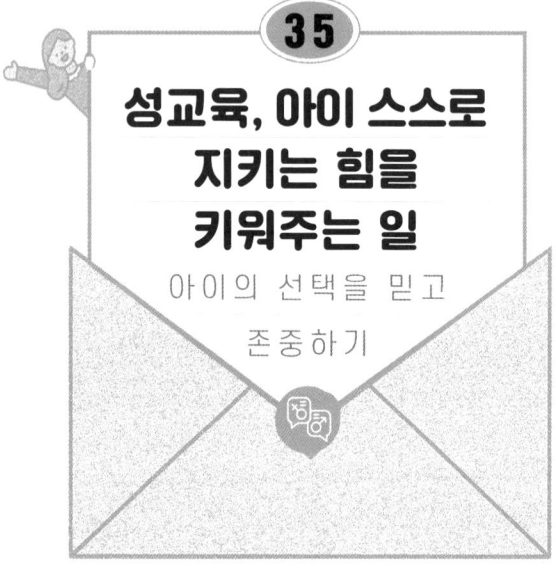

35
성교육, 아이 스스로 지키는 힘을 키워주는 일

아이의 선택을 믿고 존중하기

아이와 대화하다 보면 저도 모르게 문득문득 놀랄 때가 있습니다. 부모라는 자리에서 이런저런 조언을 하거나 잔소리를 하게 될 때 아이가 자신의 의견을 이야기하기도 합니다. 양치해! 꼭꼭 씹어먹어, 일찍 자야지, 등등 어릴 때부터 아이의 습관을 잘 길들이기 위해서 매일 같은 말을 수없이 반복합니다. 아이가 어릴 때는 부모가 최고이고, 부모의 말을 잘 듣습니다. 하지만 초등학생이 되고 자신만의 조그만 세계를 형성해나가면서 이제 '반항'이 시작됩니다. 방문을 닫는 것도 자신만의 세상을 형성해나가는 지극히 자연스러운 일이랍니다. 아이는 몸의 변화와 성장뿐 아니라 마음의 성장도 아주 힘껏 하는 중입니다. 이럴 때 부모가 방문을 벌컥 연다든지 이런저런 잔소리를 늘어놓으면 아이는 부모와 가까워질까요? 더 멀어질까요?

아이가 스스로 양치를 하고 잠자리를 정리하고 몸을 씻는 등 혼자서 할 줄 아는 영역이 많아질 때까지 부모가 곁에서 도움을 주는 것이 필요합니다. 하지만 아이가 독립된 생각을 가지고 혼자만의 공간과 시간을 중시하는 시기가 오면 일정 거리를 두면서 아이가 필요한 때 도움을 주어야 합니다. 하지 마! 안 돼! 빨리 해! 보다는 아이에게 '생각할 시간'을 주는 것이 좋습니다. 아이의 생각이나 의견을 물어보는 것이죠. 아이가 스스로 생각하고 내린 결론을 쉽게 받아들이고 부모 역시 아이의 의견을 들어보는 기회가 될 겁니다. "너는 어때? 너는 어떻게 생각하니? 어떻게 하면 좋을까?" 이렇게 아이에게 의견을 묻고 결정할 수 있도록 여지를 두는 것이 좋습니다. 아이는 스스로 생각하는 힘을 키우게 되고, 또 스스로 내린 결정에 대해서는 잘 따를 수밖에 없지요. 스스로 어떤 판단을 내릴 때 좋은지 나쁜지 그것 또한 아이의 몫입니다. 스스로 내린 결정이 이런 과정으로 진행되는구나, 후회를 할 수도 있어요. 하지만 부모가 일일이 아이의 인생을 다 살아주지 못하잖아요? 부모인 저도 매번 선택하고 결정할 때마다 잘한 일도 있고 못한 경우도 많습니다. 다만 '아이가 스스로 생각하고 내린 결정'이라는 데 의미가 있습니다. 가장 중요한 건 아이의 의견을 묻고, 충분히 생각할 시간을 주고, 아이가 결정했다면 그 선택을 믿고 기다려주는 일입니다.

첫째 아이가 생리 전 증후군으로 힘들어하는 모습이 보였어요. 아랫배가 묵직한 느낌도 들고 변비나 두통이 생기기도 하지요. 마침 제 곁에 있는 책의 한 부분을 보여주며 '생리 전 증후군'에 대해 알려주었어요. 초경을 하고 생리 주기가 불규칙할 수 있고, 엄마 또한 생리가 불규칙했다는 걸 이야기해주었습니다. 그리고 생리통이 너무 심하면 타이레놀과 같은 진통제를 미리 복용하는 것도 도움이 된다는 걸 알려주었어요. 저도 생리통이 정말 심했거든요. 생리 주기도 불규칙했습니다. 생리라는 것이 일정 주기로 찾아오기도 하지만, 주기가 일정치 않은 경우도 많거든요. 아이에게 필요한 부분을 정확히 알려주면 됩니다. 갑자기 생리가 나오게 되는 경우, 배가 많이 아픈 경우, 어떻게 대처해야 하는지 아이에게 알려줄 수 있습니다. 학교 보건실의 도움을 받거나 체육수업이 있는 날은 조금 쉴 수 있도록 담임선생님에게 양해를 부탁드리는 것도 좋습니다.

가정에서 성교육할 때는 아이가 궁금해하는 것을 그때그때 풀어주는 것이 우선입니다. 그리고 아이의 반응을 살펴봅니다. 더 궁금한 것이 있는지? 혹은 새로운 지식을 너무 한꺼번에 전달했는지? 도움이 필요한 것을 확인합니다. 좋아하는 연예인이나 관심사, 함께 어울리는 친구에 관해 이야기 나누는 것도 아이와의 관계에서 중요합니다. 좋아하는 친구나 이상형, 아이가 관심 있는 대상에 관한 이야기를 할 때 평소 말이 없던 아이도 종알종알 이야깃거리를 쏟아냅니다. 이런 일상의 대화가 편안하게 쌓인다면 피임이나 자위 등에 관한 이야기도 나눌 수 있을 겁니다. 편안한 분위기를 만들어주는 것이 첫 번째입니다.

부모와 사이가 좋더라도 숨기고 싶은 부분이 있게 마련입니다. 갑자기 다른 아이가 된 거 같아! 라는 기분이 들 때도 있지요. 평소 사이가 좋았다면 부모로서는 더욱 견디기 힘든 시기일 겁니다. 하지만 때에 따라서는 오히려 이 시기가 빨리 오고 지나갈 수 있으니 다행일지도 모르겠네요. 아이에게 이런 시기가 오기 전에 미리 내 주변에 아이가 믿고 대화할 만한 어른이 있는지 찾아보고 아이에게 의문이나 고민이 생겼을 때 찾아갈 수 있어야겠지요.《너의 몸은 너의 것이야》에서도 아이에게 의문이나 고민이 생겼을 때 믿을 수 있는 어른을 찾아갈 수 있어야 한다고 말합니다. ==아이가 나의 삶에 들어온 순간부터 부모의 역할은 아이가 양육자 곁을 잘 떠날 수 있도록 대비시켜주는 것==이라는 말에 저도 고개를 끄덕이게 됩니다. 아이가 말하지 않는 문제가 있다고 해서 부모를 존중하지 않는 것도 아니고 부모와 친하지 않은 것도 아닙니다.

아이가 독립해서 양육자 곁을 잘 떠나게 하려면 <u>스스로 지킬 힘</u>을 길러주어야 합니다.《내 몸은 나의 것》그림책 뒤표지를 보면 '조심해'라는 말보다 '<u>스스로 지키는 힘</u>'을 먼저 길러주라고 합니다. 친한 친척이나 가까운 사람이라도 내가 '불편함'을 느낄 때 싫다고 말해야 한다는 것도 알려줍니다. 내 몸은 나의 것이라는 개념을 통해 기분 좋은 신체접촉과 원하지 않는 불편한 접촉의 차이점을 알 수 있게 되지요.

그림책 모임에서 성교육을 주제로 함께한 후기를 여러분과 나누어볼까 합니다.

- 아주 놀랍고 신비로운 일, 무언가가 쑥쑥 자라나기 시작한 거야. (《곧 수영 대회가 열릴 거야!》중에서)
- 아이들이 야동처럼 왜곡되고 자극적인 섹스에 노출되기 전에 따뜻하고 건강한 섹스에 대해 편안하게 이야기를 나눌 기회가 반드시 있어야 해요. 미디어 노출로 자극적인 장면이 나오면 움찔해지기도 하는데, 바른 성교육으로 아이와 함께할 수 있어 좋은 것 같아요.
- 성교육으로 시작해서 결국은 자기 몸을 소중히 여기게 되고 더 나아가서는 자기 자신을 소중하게 생각하게 되는 아주 중요한 교육이라는 걸 깨닫게 되었어요.

어떤가요? 그림책을 통해 아이들에게 새로운 기쁨을 전하고, 내 몸의 소중함을 알게 되는 기회를 만나게 됩니다. 그림책을 통해 엄마 아빠도 자연스럽게 성교육이 됩니다. 몰랐던 사실도 알게 되고 '성교육'이 아이 이전에 나에게 필요한 것이었구나! 깨닫게 되는 것이죠. 저는 그림책을 통해 이런 메시지를 전하게 되어 정말 뿌듯하고 한편으로는 더욱 책임감이 막중해지기도 합니다.

저의 유튜브 채널 〈그림책 읽기 TV〉에서도 성교육과 관련된 영상을 주기적으로 업데이트하고 있는데요, 다양한 그림책을 소개하면서 실제로 가정에서 어떤 부분을 실천할 수 있는지 알려줍니다.

아이가 스스로 지킬 힘을 기르기 위해선 부모와 믿을 수 있는 어른, 필요하다면 성교육 전문가의 도움도 필요합니다. 부모와 친하더라도 말하기 어려운 부분은 전문가의 도움이 필요합니다. 저 역시 매주 다양한 아이들을 만나며 성교육을 진행하고 있습니다. 아이들 각자의 개성을 존중하고 몸의 변화와 성장을 제대로 바라보고 준비할 수 있게 도와줍니다. 또한 가정과 어린이집, 유치원, 학교 그리고 사회에서 경계와 존중, 동의와 거절/거부에 대해서 알려주고 가르쳐야 합니다. 연중행사처럼 할 것이 아니라 매일의 일상에서, 생활 속에서 연습해보고 나를 있는 그대로 바라보고 나와 상대방을 존중할 수 있도록 반복해야 합니다.

아이가 엄마의 가슴을 만지거나, 아빠의 음경을 장난으로 만지는 것도 마찬가지입니다. "엄마가 불편하니까 그만해." 단호하고 명확하게 아이에게 알려주세요. 엄마 아빠라고 해서 모든 걸 참고 허용해야 하는 건 아닙니다. 가정에서 동의가 생활화되고 익숙해질 때 아이는 학교나 단체생활을 할 때도 상대를 배려하고 동의를 구할 수 있게 됩니다.

《내 몸은 나의 것》그림책에서 엄마와 딸의 대화가 저는 크게 와 닿았습니다. 자신의 소중한 부위, 즉 가슴이나 성기, 엉덩이를 만지려고 하거나 보여준다면 그 자체로 잘못된 것이고 나쁜 행동이라는 걸 아이에게 설명합니다. 모르는 사람이

나 아는 사람 중에 그런 행동을 할 수도 있지요. 만약 그런 일이 발생했을 때 어떻게 해야 할까요? 우리가 불이 나거나 지진이 발생했을 때 대처법을 배우는 것처럼, 드문 경우이긴 하지만 어떻게 해야 하는지 미리 알아둘 필요가 있습니다. 몹시 화가 나고 기분이 좋지 않을 거예요. 싫다고 말하고 엄마나 아빠, 믿을 수 있는 다른 어른에게 말해야 합니다. 아무리 겁이 나더라도 말이지요. 저는 이 대목을 강조하고 싶습니다.

> 말하는 걸 절대 두려워해서는 안 돼.
> 네게 어떤 일이 일어나건 그건 네 잘못이 아니거든.
> – 린다 월부어드 지라드 글, 로드니 페이트 그림 《내 몸은 나의 것》

숨기거나 비밀로 한다면 아무도 도와줄 수 없기 때문이지요. 말하는 것도 용기 있는 행동이고, 거절하는 것도 용기 있는 행동입니다. 아이의 의견을 존중해주고, 다양한 선택지를 주고 믿고 기다려주는 것, 스스로 지키는 힘을 키워주는 일이 아닐까요?

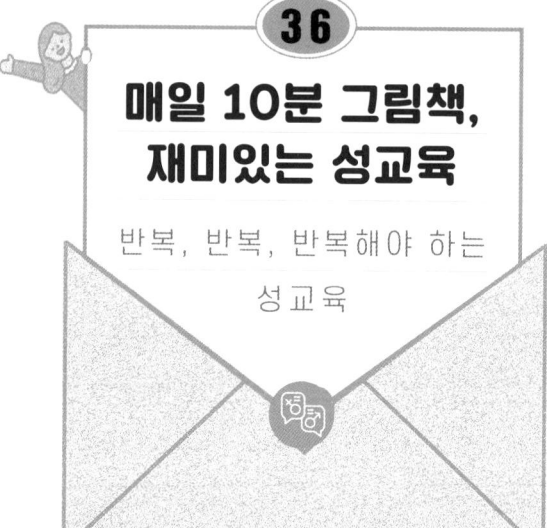

36 매일 10분 그림책, 재미있는 성교육

반복, 반복, 반복해야 하는 성교육

지금 제 주변에는 그림책이 놓여 있습니다. 눈만 돌리면 집안 구석구석 그림책이 눈에 들어옵니다. 그 시작은 첫째 아이의 탄생이었어요. 아이를 임신하기 전에 그림책은 나와는 다른 세상이었습니다. 첫째가 태어나고 자연스럽게 그림책이 눈에 들어왔습니다. 카페에 들러서 그림책을 읽어주기도 하고, 집 근처 작은도서관에 가서 그림책을 빌리고 함께 읽었어요. 아이는 눈을 반짝이며 그림책을 보고 엄마 목소리를 들었습니다. 공원에도 놀러 가고 짜장면을 먹으러도 가고 늘 우리는 함께했지요.

사실 10분이라는 시간은 짧지도 길지도 않은 시간입니다. 하지만 이 10분이 모이고 모여 가랑비에 옷이 젖듯 습관이 됩니다. 10분이라는 짧은 시간 동안 저는 매일같이 아이에게 그림책을 읽어주었습니다. 특히 잠자는 시간에 수면등을 켜고 아이에게 그림책을 읽어준 시간은 어떤 시간과도 바꿀 수 없는 우리만의 소중한 추억과 기억이 되었습니다. 그 시간들이 켜켜이 쌓여 아이와 저는 그림책에 흠뻑 빠져들었지요.

세상에는 정말 많은 그림책이 있고 하루에도 수십 권씩 출간되고 있습니다. 모든 책을 다 읽어볼 수는 없지만 우리는 '선택'을 할 수 있습니다. 그림책 중에서도 아이들의 몸의 변화와 마음의 변화를 자연스럽게 알려주는 그림책들이 있습니다. 그림책을 고를 때에는 아이들의 눈높이에서 아이들이 좋아하는 것으로 시작하면 됩니다. 아이가 태어나고 처음에는 부모가 그림책을 고르고 읽어줍니다. 서점이나 그림책방, 혹은 인터넷에서 헝겊책, 초점책, 간단한 그림의 모서리가 둥근 그림책으로 시작하면 됩니다. 물속에서 퐁당퐁당 가지고 놀이하는 장난감책도 아이들은 좋아합니다. 어린아이들이 좋아하는 뽀로로는 그림책도 인기가 많습니다.

둘째 아이는 뽀로로 성교육 그림책 시리즈를 정말 좋아했어요. 《오목이 볼록이》는 남자와 여자의 차이점이나 엄마 아빠로 성장하는 과정을 설명해주기에 좋은 그림책입니다. 엄마 아빠처럼 어른으로 성장하면서 가슴이 나오고 털이 나고 수염이 나고 근육이 단단해지는 몸의 변화를 그림을 통해 자세하게 알려줍니다. 아이의 시선도 그림책을 향합니다. 털이 왜 나는지? 엄마처럼 여자는 가슴이 왜 나오는지? 몸의 변화를 자연스럽게 긍정적으로 대할 수 있도록 설명해주는 그림책입니다. 아이는 그림책을 보면서 '아, 나도 이렇게 가슴이 나오겠구나.' '나도 이렇게 아빠처럼 수염이 생기겠네?' 하며 자신이 성장하는 모습을 기대하고 자연스럽게 받아들입니다.

이런 그림책을 접해본 친구들은 털이 나는 것이나 몸의 성장에 대해 거부감 없이 받아들이겠지요? 제가 그림책 성교육을 진행하면서 많은 학생을 만났는데요, 대부분의 아이들은 털이 자라는 것에 대해 좋은 생각보다 거추장스럽게 생각하고 있었어요. 사실 저도 그랬습니다. 성교육을 제대로 받아 본 적이 없었고 생리를 하거나 털이 자라나는 과정을 긍정적으로 바라보지 못했거든요. 털이 자라는 이유를 몰랐고, 괜히 털이 보이면 부끄러웠어요. 하지만 성에 대해 공부하고 아이들에게 성교육을 시작하면서 알게 되었어요. 털은 생명과 연관된 우리 몸의 소중한 부위를 지키기 위해 자라는 것이고, 없어서는 안 될 꼭 필요한 것이라는 사실을요.

만약 평소에 자신의 몸에 관심이 많고 궁금한 게 많은 친구라면 부모에게 많은 질문을 할 거예요. 자신의 몸에 관심이 많고 궁금한 점이 많다는 건 좋은 신호랍니다. 그림책의 시작도 그렇고 성교육도 아이의 눈높이에서 시작하면 됩니다. 아이가 궁금하다고 표현하는 것, 아이가 관심이 있고 좋아하는 것이 무엇인지 알고 있다면 바로 그 주제와 연관된 그림책을 읽어주면 됩니다. **아이가 질문하거나 궁금해할 때 가장 중요한 건 부모의 태도랍니다.** 부모의 말투나 뉘앙스, 태도를 통해서 아이는 자신의 몸에 대해 긍정적이거나 부정적으로 대할 수 있습니다.

"그게 궁금했구나! 정말 좋은 질문인데?"
"우리 ○○는 몸에 관심이 많구나. 엄마도 잘 모르겠는데 한번 찾아볼까?"

아이가 질문하거나 궁금해하는 점이 생기면 찾아보거나 알아보고 아이에게 알려주는 게 좋습니다. 시간이 걸리더라도 아이가 궁금해했던 부분을 해소해주는 건 아이에게도, 부모에게도 신뢰가 쌓이는 좋은 경험이 되어줍니다. 엄마 아빠한테 물었더니 대답해주는구나, 전에 내가 궁금했던 건데 엄마 아빠가 알아봐주는구나, 하면서 말이죠.

제가 운영하는 김포의 〈최고그림책방〉은 책방 이름 그대로 주로 그림책이 많습니다. 아이들을 위한 그림책, 어른들을 위한 그림책은 물론 아이들에게 성교육을 하기 위한 부모 가이드용 책들도 많이 갖춰두고 있습니다. 단 한 권의 책이 정답이 될 수는 없습니다. 저는 단 한 권의 책만 읽는 사람을 경계하라고 말합니다. 제 책도 마찬가지입니다. 책에는 저자의 의견과 생각이 들어가 있습니다. 독자가 책의 저자와 생각이 같거나 공감 가는 부분이 있으면 고개를 끄덕이며 읽게 되고, 그게 아니라면 덮어버리면 그만이죠. 성교육과 관련된 책들도 시중에 아주 많이 나와 있지만 적어도 2~3권의 책을 동시에 읽어볼 것을 추천해드립니다.

책마다 조금씩 의견이 다를 수 있고 또 같을 수도 있습니다. 책을 찾아보고 조언을 구하거나 혹은 스스로 알아보기가 어려울 때는 전문가의 도움을 받으셔도 됩니다. 일례로, 아이가 음경 모양이 이상하다고 걱정을 합니다. 나만 이런가? 문제가 있는 것은 아닌가? 음낭(고환)의 크기가 양쪽이 다른데 원래 그렇겠지 하고 넘기는 부모도 있었습니다. 이런 경우는 혼자 고민하지 말고 소아청소년과나 비뇨기과 등 전문의를 찾아가시면 훨씬 쉽게 고민이 해결됩니다. 감기에 걸리면 소아청소년과에 가지요? 아이의 몸과 성장에 관련된 부분도 마찬가지입니다. 소아청소년과는 감기 질환만 보는 게 아니라 아이들 전반에 걸친 성장 과정을 두루 진찰하고 의사 선생님이 답변해주실 수 있습니다. 특히 소아청소년과에서 전문의로 진료하면서 우리의 상상을 뛰어넘을 정도의 다양한 사례를 접하고 경험했기 때문에 혼자 고민하거나 두려워하지 말고 아이와 함께 병원에 가서 진료와 상담을 받아도 됩니다.

묵묵히 아이에게 그림책을 읽어주고, 많은 그림책을 접하다 보니 저는 그림책 전문가가 되어 있었습니다. 성교육을 시작하면서는 아이들에게 필요한, 그리고 부모가 읽어주면 참 좋은 그림책을 추천해드리고 있습니다.

저는 한 달에 한 번 정기적으로 그림책꾸러미 회원님들에게 성교육 그림책을 포함해 다양한 그림책을 선별하여 보내드리고 있습니다. 어떤 그림책을 보여주고 읽어주어야 할지 모르겠다면 010.6408.9893으로 연락해주세요. 그림책꾸러미에는 제가 그림책을 읽어주고 경험한 모든 것이 녹아나 있습니다.

제가 그림책을 모르던 시절, 어떤 그림책을 읽어주어야 할지 많이 고민하고 시행착오를 겪었습니다. 아마 저처럼 처음 육아를 하고 책을 접하는 분들이 많으실 거예요. 특히 책이 어려운 부모님들에게 그림책 읽어주는 방법이나 노하우를 아낌없이 전수해드리기 위해서 시작했습니다.

<mark>육아가 그렇듯 그림책도 성교육도 반복 또 반복입니다.</mark> 너무 많은 그림책을 아이에게 읽어주는 것보다는 '아이가 좋아하는 그림책을 여러 번' 읽어주는 것이 도움이 됩니다. 아이가 '책을 좋아하는 느낌'을 가지려면 아이가 좋아하는 그림책을 찾아주고 만나게 해주는 게 중요하겠지요? 우리 아이는 책을 안 좋아한다고 단정 짓기 전에 아이가 좋아하는 그림책을 찾아주었는지 생각해보고 아이의 눈이 머무르는 곳에서 시작하면 됩니다.

번개맨을 좋아하면 번개맨 그림책을, 뽀로로를 좋아하면 뽀로로 그림책을, 백설공주를 좋아하면 백설공주 그림책으로 시작하시면 됩니다. 그러다 보면 처음엔 시큰둥하던 아이도 어느새 그림책을 가지고 와 읽어달라고 조르는 날이 오게 될 테니까요. 그림책은 어린이들만 읽는 거라고 생각했던 저도, 그리고 그림책 모임에 참여하는 많은 어머님들도 아이에게 그림책을 읽어주면서 점점 그림책에 빠져들게 되었습니다.

매일 아침 집으로 오시는 아이돌봄 선생님에게 "아이가 잠든 시간에 그림책을 읽어주세요." 부탁드렸습니다. 매일 아침 늦게까지 잠을 자지만, 잠결에 들리는 그림책 이야기에 반응하기도 하거든요. 잠이 든 이후에 단 몇 페이지라도 조금 더 읽어주는 일도 마찬가지랍니다. 자장가처럼 잔잔히 아이의 마음을 편안하게 해줍니다. 엄마가 나를 위해 책을 읽어주는구나, 아이도 마음으로 가슴으로 느끼고 받아들입니다. 쉽지 않은 일이기에 더욱 특별해집니다.

단 10분, 아이에게 그림책을 읽어주는 건 어떨까요? 읽어주다가 쉬기도 하고, 아이가 안 보면 내가 보면 되고, 작지만 간단한 한 걸음부터 오늘부터 시작해보는 겁니다. 아이가 좋아하는 그림책을 읽어주고, 성교육 그림책으로 점점 범위를 넓혀가시면 됩니다. 혼자라고 생각하지 마세요. 우리 주변에는 그림책을 사랑하는 이들이 있고, 아이를 잘 키우고 싶은 마음은 누구나 같습니다. 그림책이 사람과 사람 사이로 전해지고 모두가 즐길 수 있는 그림책이 더욱 많아지면 좋겠습니다. 그림책은 너와 나를 잇는 하나의 점이 되고, 점과 점이 이어져 우리가 살아가는 삶의 여정이 될 것입니다.

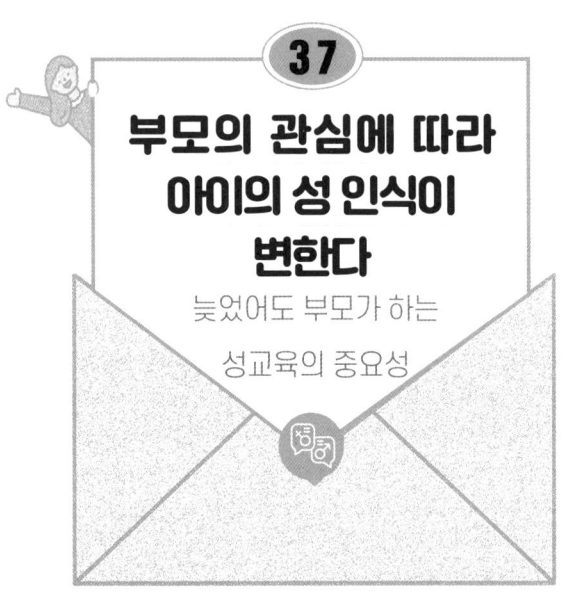

37
부모의 관심에 따라 아이의 성 인식이 변한다

늦었어도 부모가 하는

성교육의 중요성

유난히도 맑고 화창한 날이었습니다. 멀리 광명에서 김포까지 아이들 성교육을 위해 여러 가족이 방문을 하셨어요. 초등학생 자녀를 둔 친한 지인분들 가족이 함께 방문해주신 거였지요. 저에게도 뜻깊고 참으로 감사한 시간이었습니다.

김포에 있는 봄길책방 2층 다락방에서 아이들은 옹기종기 모여앉아 그림책을 함께 보았어요. 초롱초롱한 눈빛으로 그림책 속으로 빠져들었답니다. 함께 이야기를 나누고 남자친구들끼리, 그리고 여자친구들끼리 따로 이야기를 나누어보았습니다. 부모님들과 이야기를 나누는 시간도 인상적이었는데요. 평소 아이들의 성장과 성에 대해 관심이 많은 것이 느껴졌습니다. 부모님과 아이들이 함께 보면 좋은 책들과 부모 가이드용 도서를 소개하고 일상생활 속에서 성교육을 실천하는 방법들을 알려주었습니다. 아이들에게 소중한 자신의 이름이 있듯이, 신체의 특별히 중요한 부위에 대해서 정확한 이름을 사용해야 한다고 알려드렸습니다. 부모님들에게도 '성은 부끄러운 게 아니다'라는 인식의 변화가 일어나길 바라며, 정확한 명칭의 사용법을 알려드렸습니다.

《행복을 배우는 덴마크 학교 이야기》 책에서도 자기 몸의 신체기관 명칭에 대해 정확한 용어를 사용하도록 알려주는데요, 인간의 몸에서 부끄러워하거나 쑥스러워할 데라고는 한 곳도 없다는 사실이 인상적이었습니다. 다음 구절의 내용도 참고할 만합니다.

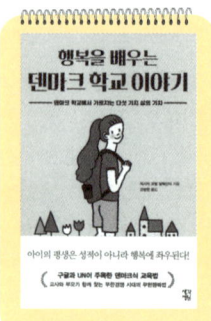

덴마크 사람들은 성과 자기 몸에 대한 인식은 나이가 들어감에 따라 끊임없이 변화하기 때문에, 어른이든 아이든 모두가 이런 주제들에 대해 제대로 숙지해야 한다고 믿는다. 성에 대한 대화는 어색한 논의를 쌓아가는 식이 아니라, 평생 이어지는 자연스러운 대화 가운데 '하나'여야 한다.

― 제시카 조엘 알렉산더 《행복을 배우는 덴마크 학교 이야기》

자기 몸에 대한 인식도 성에 대한 인식도 정체하지 않고 나이가 들어감에 따라 끊임없이 변합니다. 어린아이였던 몸이 어른의 몸으로 성장하고, 나이가 들면서 몸이 계속 변화하는 건 자연스러운 현상입니다. 몸의 신체적인 변화처럼 몸을 대하는 우리의 인식도 조금씩 변화합니다. 제가 특히 깊이 공감한 구절은 '평생 이어지는' 대목입니다.

사실 성교육은 어느 한 구간 특정 영역에서 집중적으로 필요한 것이 아닙니다. 태어날 때부터 일생 동안 성교육이 진행되는 것이지요. 안아주고 이름을 부르고 아이의 몸에 스킨십을 하는 것부터 일상의 모든 흐름에서 아이는 자기 고유의 존재를 인정받고 부모의 사랑을 느낍니다. 성장하는 동안 자신의 몸에 대해 정확한 명칭과 관리하는 방법을 배우고 또래 친구들과의 관계에서 존중과 배려, 경계에 대해서 알게 되지요.

가장 가까운 부모와 자녀 사이에도 서로의 경계를 지켜주는 것이 필요하고 '동의'를 구해야 한다는 사실도 알게 됩니다. 몸이 성장하고 변화하듯이 성과 자기 몸에 대한 인식도 끊임없이 변화합니다. 아이가 성장하고 어른으로 독립할 때까지 부모는 곁에서 다양한 시도와 응원으로 아이를 도와줄 수 있습니다. 개인적인 혼자만의 공간에 대한 존중도 해당합니다. 안건의 책 《세상에서 가장 행복한 나라, 핀란드》에서도 다음과 같이 개인 공간 존중의 필요성에 대해 언급합니다.

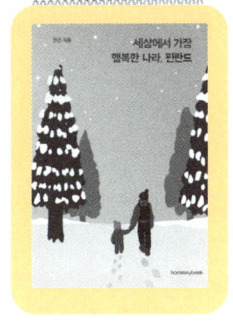

이는 물리적 개인 공간뿐 아니라 정신적 공간 역시 포함한다. 서로의 사생활을 존중하고 굳이 캐묻지 않는다. 혹시 나누고 싶지 않은 내용이 있다면 언제나 말하지 않음을 선택할 권리가 있다. (중략)

항상 존중받는다는 느낌을 많이 받는다. 면도하든 말든, 어떤 옷을 입든, 머리를 어떻게 하든, 피어싱을 얼마나 하든, 채식주의자든 육식주의자든, 동성애자이든 양성애자이든 미주알고주알 설명할 필요가 없다. 나의 존재에 대해서 매번 설명해야 하는 것은 피곤한 일이다.

– 안건 《세상에서 가장 행복한 나라, 핀란드》

우리나라도 예전에 비하면 많이 변하고 있지요. 좋은 말로 '정'이지만 필요 이상으로 다른 사람 일에 참견하는 것은 서로가 피곤한 일입니다. 싫다는 표현을 다양하게 하고 동의에 대해 알 수 있게 해주는 그림책을 한 권 소개해볼까 합니다.

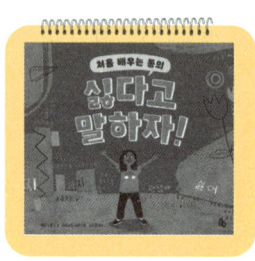

"싫어."라는 말이 우리를 지켜줄 수 있어.

누군가가 기분 나쁜 행동을 하려고 한다면, "아니요!" 하면서 재빨리 도망가자. 그리고 가까이 있는 어른에게 도움을 청해!

누군가 잘못된 행동을 하는 걸 봤을 때 나서서 막으려면 큰 용기가 필요해.

하지만 안 되는 건 안 된다고 말할 때마다 네 안의 힘이 더 강해지는 걸 느끼게 될 거야.

알아, 지금 당장은 누군가를 실망시키고 싶지 않을 수 있어.

거절한다고 화를 내는 사람도 있겠지. 당연히 기분이 좋지 않을 거야.

하지만 그건 너의 잘못이 아니야. 다른 사람의 감정까지 책임질 순 없어.

네가 다스릴 수 있는 건 오직 네 행동과 감정뿐이야.

– 제니 시몬스 글, 크리스틴 쏘라 그림 《싫다고 말하자!》

우리는 거절하거나 싫다고 말하는 표현에 대해 불편해합니다. 《싫다고 말하자!》에서처럼 거절한다고 화를 내는 사람도 있겠지요. 하지만 그건 나의 잘못이 아닙니다. 내 감정을 솔직하게 표현하고, 그 감정을 어떻게 받아들일지는 상대방의 몫입니다. 내 감정을 다스리고 표현하는데 충실해야 내가 진정으로 원하는 길을 찾아갈 수 있을 겁니다. 마음이 불편한데도 거절을 못 하면 내가 원치 않는 방향으로 흘러가게 되니까요. 내 마음을 표현하는 것은 연습이 필요합니다. 싫어! 지금은 안 할래, 나가고 싶지 않아, 오늘은 쉬고 싶어!

거절한다는 건 내 마음을 지키는 일이고 용기를 내는 일입니다. 아주 멋진 일이기도 하지요. 상대를 존중하는 태도로 나의 의견을 분명하게 전하면 됩니다.

부모가 되는 일도 참 멋진 일입니다. 의무감과 책임감으로 어깨가 자꾸자꾸 무거워지지만 나를 닮은 조그만 아이들이 성장해나갈 때, 어느덧 나를 훌쩍 넘어설 때, 멋진 생각을 표현해낼 때 부모 또한 성장해나가는 걸 느낍니다.

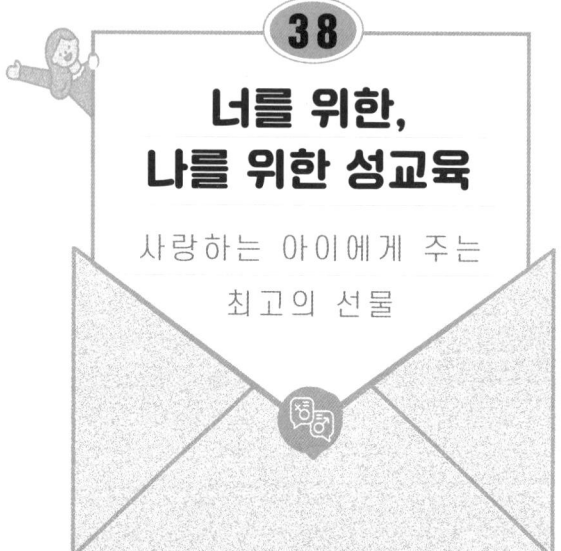

38

너를 위한,
나를 위한 성교육

사랑하는 아이에게 주는

최고의 선물

20년 가까이 간호사로 일하면서도 (산부인과를 포함하여) 저는 성에 관해 문외한이었습니다. 제대로 성교육을 받아본 적도 없었고 실제로 찾아가며 배울 생각을 못 했어요. 우선순위가 아니라 늘 뒤로 밀렸지요. 하지만 지금은 ==성교육은 생존에 필요한 최우선 순위==라고 생각합니다. 우리가 생존 수영을 배우듯이, 생존 성교육을 배우고 연습해야 합니다. 깊은 바닷물에 들어갈 때 어떤가요? 나를 지켜주는 구명조끼를 입지요? 성교육도 마찬가지예요. 나의 생명, 아이의 생명, 모두를 지켜주는 아주 중요한 교육입니다. 부끄럽다고 피할 게 아닙니다. 생명과 관련된 학문이자 나와 아이들에게 꼭 필요한 지혜이고 깨달음입니다.

우리는 우리의 뿌리 바탕을 이루는 엄마 아빠로부터 나왔습니다. 태어나면서 성교육이 시작되고, 성장하고 나이가 들어감에 따라 평생 지속되는 성은 인문학입니다. 아이들이 품 안에 있을 때 부모가 알려주고 보여주는 것이 좋습니다. 아이들에게는 부모가 전부이고 세상 가장 멋진 사람입니다. 엄마 아빠가 최고입니다. 엄마 아빠가 요리사고 멋쟁이고 가장 사랑하는 사람입니다. 아이들에게 최고의 부모가 되기 위해 모든 걸 잘할 필요는 없습니다. 부족하면 부족한 대로, 모르면 모르는 대로 아이들과 함께 채워나가면 됩니다.

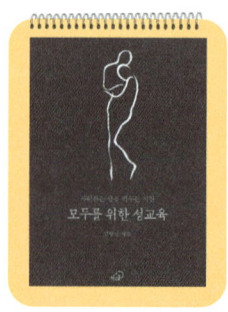
책《모두를 위한 성교육》에는 이런 내용이 나옵니다. 무엇보다 부모 자신을 먼저 돌보고 배려하라고요. 맛있는 것이 있으면 먼저 맛보고, 몸과 마음을 기쁘게 하는 일이 있다면 자신에게 먼저 해보라고 합니다. 아이는 자신을 사랑하는 부모의 모습을 보며 자존감을 채워갑니다.

아이가 바라보는 당신은 어떤가요? 웃고 있는지, 인상을 찌푸리고 있는지, 슬픈 얼굴인지. 어쩌면 부모 번아웃이 왔을지도 모르지요. 저는 친정과 시댁이 모두 지방이라 나홀로육아를 하고 있는데요. 종종 번아웃이 오면 카페에 가서 커피 한 잔을 하고 햇살 아래 산책을 합니다. 책을 들추기도 하고 음악도 듣습니다. 저는 가끔 이렇게 혼자만의 시간을 즐깁니다. 친한 사람들과의 대화나 책방 손님과의 대화도 즐겁습니다.

내가 에너지를 받는 순간이 언제인지 생각해보세요.

내가 에너지가 있어야 아이들을 향해 웃을 수 있습니다.

힘들고 지치고 피곤할 때는 웃음이 나질 않습니다. 엄마가 행복해야 아이들이 행복하다는 말을 다시 한 번 실감합니다. 아이 돌봄을 위해서 '나 돌봄'을 실천해나가기로 했습니다. 먹고 쉬고 놀고 가만히 멍 때리고 글을 쓰면서 말이지요.

아무것도 하지 않는 시간도 가져보기로 합니다. 책방을 운영하는 시간 동안 집중해서 업무를 처리하고 자질구레한 일들을 묶어서 한꺼번에 합니다. 해야 할 일은 메모지에 적어두고 (옆에 있는 책이나 고지서에 적어두기도 합니다) 중요한 일이 아니라면 깔끔하게 무시합니다.

이미 지나간 일은 다음엔 이렇게 해봐야지 의미를 남겨두고 흘려보냅니다. 그리고 지금에 집중하지요. 자, 이제 뭘 하면 좋을까? 저는 〈그림책 읽기 TV〉 유튜브를 다시 시작했습니다. 재미있는 그림책을 더 많은 사람에게 보여주고 들려주고 싶었거든요. 책방을 찾아오는 손님은 소수이지만, 제 영상을 보는 사람들은 많다는 걸 알고 있습니다. 실제 책방으로 찾아오기 힘든 분들이 많으니, 영상을 통해 좋은 그림책을 보여드리고 싶었습니다.

저도 한때는 이렇게 열심히 사는데 왜 뜻대로 되지 않는 거지? 한탄한 적이 많았습니다. 하지만 나만 열심히 사는 게 아니라 모두 제자리에서 상황에 맞게 열심히 살아가고 있었습니다. 방향이 문제였던 거지요. 내가 바라는 곳은 이쪽인데 다른 쪽으로 구덩이를 계속 파고 있었습니다. 하지만 이쪽 구덩이를 파다 보니 또 다른 재미와 인연을 만나기도 하더군요. 한 길로만 계속 갔다면 몰랐을 깨달음도 얻게 되었습니다.

인생에는 정답이 없습니다. 주어진 자리에서 내가 할 수 있는 부분을 하고, 결정하고, 최선을 다하면 되는 것 같습니다. 조금씩 말이지요. 겉으로 보기에는 티도 안 나고 수익도 안 나는 것 같지만, 지금 뿌려두는 씨앗이 물을 머금고 햇빛을 받아 시간이 지나면서 싹을 틔울 거라는 걸 알고 있습니다. 멈추지만 않으면 됩니다.

작고 소중하고 귀한 아이가 내 곁에 왔습니다. 오물거리는 입에서 엄마라는 소리가 나오고 내 손을 잡고 걸어 다닙니다. 이제는 혼자서도 제법 잘 걷고 뛰어다닙니다. 나에게 생명이 찾아왔듯이 나의 조그맣던 아이도 훗날 새로운 생명을 맞이하는 순간이 올 겁니다. 몸의 소중함에 대해, 존중과 배려에 대해, 함께 살아가는 세상에서 경계와 동의에 대해, 아이에게 알려주세요. 한꺼번에 다 하려고 하지 마세요. 아주 작은 아이가 모유를 먹다가 분유를 먹고 이가 자라나고 이유식을 시작하고 걸음마를 하고 아주 조금씩 조금씩 성장하듯이 우리는 아이에게 조금씩 조금씩 알려주고 함께 배워가면 됩니다. 부모가 처음이었지만 우리는 이제 부모라는 이름이 제법 잘 어울립니다. 실수하고 넘어지고 울어도 좋습니다. 남자도 여자도 엄마도 아빠도 울어도 괜찮아요. 다시 하면 되지요. 인생에 힘든 순간이 얼마나 많은가요. 그 여정에서 표현하고 풀어내야 합니다. 아이가 싫다고 표현할 때는 공감하고 아이 곁에서 부모가 대변인이 되어주세요. 부모의 모습을 보고 아이는 용기를 얻게 됩니다. 내 몸에 대한 결정권이 나에게 있구나! (아주 가까운 사람이 볼을 꼬집거나 뽀뽀하는 것에도) 싫다고 표현해도 되는 거구나! 라고요. 그런 경험이 쌓일 때 아이는 자기주장을 잘할 수 있는 사람으로 성장합니다.

저는 아이들에게 이렇게 말해주고 싶어요. 하고 싶은 것이 있다면 마음껏 해보라고요. 해봐야 알게 되니까요. 시도하고 깨치고 부딪치고 다시 해보고 또 실패하고 그런 과정에서 깨닫고 알게 되는 게 있을 테니까요. 이마가 조금 넓어도, 손에 땀이 많이 나도, 치아가 고르지 못해도, 여드름이 많이 나도, 털이 듬성듬성 자라나도, 너는 있는 그대로 참 멋있다! 네가 자랑스럽다!고 말해주고 싶어요.

"실패해도 괜찮아. 엄마도 힘든 시간이 있었단다. 누구나 힘든 시간은 있어. 그 시간을 어떻게 잘 버티고 지나가는지가 중요해. 네 안에 숨어 있는 강인함을 믿어봐. 그리고 엄마를 선택해줘서 정말 고마워."

에필로그

"엄마 아빠는 어떻게 만났어요?"

　오래 전 일이고 가물가물하지요? 생각해보니 저 역시 아이들에게 (특히 첫째에게) 아빠와 어떻게 만나서 연애하고 결혼하게 되었는지 차분히 이야기해준 적이 없었습니다. 아이가 어릴 때는 잘 모르겠지만 초등학교에 입학하고 좋아하는 남자친구가 생기고, 가슴 설레는 경험 등을 하게 될 텐데요. 아이는 엄마 아빠가 어떻게 만나서 사랑하고 결혼하게 되었는지 궁금할 것 같다는 생각이 들었어요.

　아이들은 엄마 아빠의 이야기를 기다리고 있을지도 몰라요. 겉으로는 엄마 아빠가 맨날 으르렁대는 모습만 보이고, 서로 뽀뽀도 안 하는 것 같고, '엄마 아빠가 사랑하기는 했던 걸까?' 하는 생각이 들 수도 있을 거예요.

　말로 설명하기 어렵다면 결혼 앨범이나 연애 시절 사진을 꺼내보세요. 그리고 이 그림책을 아이와 함께 펼쳐보세요.

윤지회 작가의 책 《엄마 아빠 결혼 이야기》 앞부분에 이렇게 적혀 있네요.

'반지와 만들어갈 추억을 기대하며….'

반지는 아마 작가의 태어날 아이 태명인가 봅니다. 《엄마 아빠 결혼 이야기》 책 속 주인공 준이는 어느 날 오후, 책장에서 엄마 아빠의 결혼 앨범을 꺼내어옵니다. 그리고는 유치원 친구인 지혜와 결혼하겠다고 말합니다.

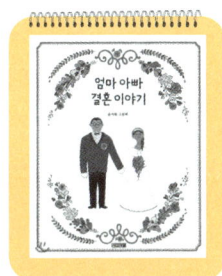

유치원에서 들었는데 엄마랑 아빠랑 사랑해서 결혼한 거래. 나도 지혜를 사랑하니까 결혼할래. 생각해 봤는데 은우보다 지혜가 조금 더 좋아. 그러니까 나는 지혜를 사랑하는 거야.

– 윤지회 《엄마 아빠 결혼 이야기》

사…랑? 엄마 아빠가 떨떠름한 표정 속에 서로를 바라봅니다. 그랬습니다. 엄마 아빠는 서로 사랑하던 사이였습니다. 결혼하고 아이를 낳고 일하고 육아하느라 잊고 지냈지만, 그리고 무뎌졌지만, 엄마 아빠는 진심으로 서로를 아끼고 사랑하던 사이였던 겁니다. 아이가 꺼내온 결혼 앨범을 보며 예전에 사랑하던 이야기가 시작됩니다.

 이 책을 읽으며 저의 결혼 이야기를 떠올려 봅니다. 사랑하고, 프러포즈를 하고, 결혼준비에 바빴던 시간을 말이지요. 예쁜 반지도 맞추고 하나부터 열까지 모두 처음 해보는 것들이었답니다.

 엄마는 웨딩드레스를, 아빠는 멋진 턱시도를 입어봅니다. 결혼식 전날도 결혼식날도 많이 긴장되었습니다. 친정 아빠의 손을 잡고 식장을 걸었고, 지금의 남편은 장인어른에게 큰절을 올렸다고 하더군요. (결혼식에 온 친구 나은이가 말해주었습니다) 나의 가장 빛나던 시절에 웨딩드레스를 곱게 차려입고 지금의 남편과 결혼하던 날이 몽글몽글 떠오릅니다. 우리 참 사랑했었는데요. 장거리 연애를 하며 서로 보고 싶어 주말마다 오갔던 기억이 떠올랐습니다. 그리고 지금의 아이들이 태어났지요.

 엄마 아빠가 만나고 사랑하고 결혼식을 준비하는 일련의 과정들이 이 그림책《엄마 아빠 결혼 이야기》에 고스란히 담겨 있었습니다. 묵혀 있던 앨범의 기억을 꺼내듯 저 역시 이 그림책을 통해 아이들에게 넌지시 엄마 아빠의 사랑 이야기를 건네볼 수 있을 것 같습니다. 하루하루 아이들이 커나가는 것을 지켜볼 새도 없이 정신 없이 바쁜 날들이었을 겁니다. 이렇게 소중한 아이들을 있게 해준 남편(아내)을 다시 생각해보게 됩니다. 살면서 잊고 있었지만 가장 소중한 사람은 곁에 있었습니다. 그 사실을 이제라도 알게 되어 참 다행입니다. 단순한 진리지만, 나의 아이들을 가장 사랑하는 세상 든든한 지원군은 남편뿐이라는 사실을요. 제가 최근 그림책 강의를 진행했던 김포의 가온 유치원 원장님도 이런 말씀을 남겨주어 마음에 담아두었습니다.

"아이에게 그림책 읽어주는 일이 중요하고 필요한 건 알지만, 남편에게 너무 잔소리하지 마세요. 남편은 나와 함께 가야 할 육아 동지이자 파트너랍니다."

맞는 말씀이었습니다. 귀담아 새겨들어야 하는 부분이었습니다. 으르렁거리며 싸울 일이 아니라, 나의 편에서 나와 함께 육아의 길을 걸어가야 할 육아 파트너라는 사실을 말이죠.

"엄마도 이렇게 예뻤네." "아빠도 참 멋있었네." 결혼 앨범을 보며 아이들은 말하겠지요. 가장 화려했던 순간에 세상 멋진 사람을 만나 결혼했고, 내 인생의 가장 소중한 존재인 아이들을 만나게 되었습니다. "엄마랑 아빠랑 어떻게 만났어?"라고 아이가 물어보기 전에 이 그림책을 함께 열어보세요. 엄마 아빠는 사람들 앞에서 약속했답니다. 평생 마음 변하지 않고 서로를 사랑하겠다고요. 남편과 아내, 엄마 아빠라는 소중한 이름을 갖게 해준 고마운 사람은 바로 당신이니까요.

'처음 사랑을 기억하며 흔들리지 않는 마음으로 당신을 언제나 사랑하겠습니다.'
'지금 이 마음처럼 하루하루 더 감사하며 당신을 언제나 사랑하겠습니다.'

– 윤지회 《엄마 아빠 결혼 이야기》

오늘도 가족이라는 배를 타고 크나큰 바다를 향해 앞으로 나아갑니다. 20여 년간 간호사로 일해왔는데 이제는 어엿한 책방주인이 되었습니다. 책방을 열겠다고 결심했을 때 나의 꿈을 지지해주고 가장 큰 내 편이 되어준 남편에게 더없이 감사합니다. 세상에 단 하나뿐인 엄마와 아빠가 소중한 아이들을 만났습니다. 아이들 덕분에 그림책을 가까이할 수 있었고, 책을 좋아하지 않았던 제가 책방을 운영하게 되고, 그림책 성교육을 시작할 수 있었습니다.

좋은 그림책 한 권을 바라보고 있노라면 마치 예술작품을 감상하는 기분이 들곤 합니다. 김포에서 매달 그림책 모임을 진행하고 있는데요, 그림책을 바라보는 엄마들의 눈시울이 붉어집니다. 아이를 낳고 잘 키우기 위해 지나온 많은 시간들, 실수하고 부딪쳐가면서 우리는 엄마 아빠가 되어갑니다. 실수도 하고 잘못도 하면서 아이들과 함께 성장해갑니다.

  내 아이를 가장 잘 아는 부모가 가정에서 쉽고 재미있게 그림책으로 성교육을 할 수 있다는 걸 알려드리고 싶었습니다. 아이들에게 읽어준 그림책을 통해 이제는 성교육 강사로 우뚝 설 수 있도록 이 책을 엮어주신 더블엔 출판사 송현옥 대표님께 진심으로 감사의 말을 전합니다.

  간호사로 평생을 일하던 제가 최고그림책방의 대표가 되었습니다. 묵직하고 책임감 있는 이 자리에서 그림책을 통해 책의 재미와 나를 지키는 힘을 알리려고 합니다.

  함께해주신 모든 분들께 감사드립니다. 여러분이 그림책 메신저입니다.

2023년 10월의 어느 멋진 날에
정희정

참고도서

《소중해 소중해 나도 너도 : 3-7세 영유아와 어른들을 위한 첫 성교육 그림책》
　엔미 사키코 글, 주니어RHK, 2022.2.25.

《엄마 씨앗 아빠 씨앗 : 어린이 성교육 그림책》 티에리 르냉 글, 파랑새어린이,
　2016.12.10.

《모두를 위한 성교육 : 사랑하는 힘을 키우는 시간》 김향심 글, 책구름, 2021.08.27.

《엄마가 알을 낳았대!》 배빗 콜 글, 보림, 2000.10.31.

《스웨덴식 성평등 교육 : 집, 유치원, 학교에서 시작하는》
　크리스티나 헨켈, 마리 토미치 글, 다봄, 2019.01.25.

《우리 몸의 구멍》 허은미 글, 길벗어린이, 2000.06.15.

《돌돌돌 내 배꼽》 허은미 글, 웅진주니어, 2016.08.22.

《응가공주》 박정희 글, 천개의바람, 2020.05.05.

《변비책》 천미진 글, 키즈엠, 2017.10.20.

《오목이 볼록이 : 구성애와 뽀로로가 함께하는 유아 성교육 그림책》
　구성애, 조선학 글, 올리브M&B, 2013.03.01.

《말괄량이 백설공주와 뽐쟁이 왕자 : 구성애와 뽀로로가 함께하는 유아 성교육 그림책》
　조선학, 구성애 글, 올리브M&B, 2013.03.01.

《호야는 똥침쟁이 : 구성애와 뽀로로가 함께하는 유아 성교육 그림책》
　구성애, 조선학 글, 올리브M&B, 2012.06.15.

《엄마는 왜 고추가 없어? : 부모와 아이가 함께 배우는 첫 성교육 그림책》
노지마 나미 글, 비에이블, 2021.05.12.

《가슴이 궁금한 너에게 : 소녀들을 위한 건강하고 유쾌한 가슴 안내서》
유미 스타인스, 멜리사 캉 글, 다산어린이, 2022.03.16.

《일단, 성교육을 합니다 : 소년부터 성년까지 남자가 꼭 알아야 할 성 A to Z》
인티 차베즈 페레즈 글, 문예출판사, 2020.08.24.

《우리 아빠가 최고야》 앤서니 브라운, 킨더랜드, 2007.02.15.

《방귀쟁이 아빠》 에머 스탬프, 매트 헌트 글, 반올림, 2019.12.15.

《할머니의 비밀 똥》 이선영 글, 라플란타, 2022.06.25.

《너의 몸은 너의 것이야 : 경계존중으로 시작하는 우리 아이 성교육 부모 가이드》
엘리자베스 슈러더 글, 수오서재, 2023.03.10.

《남자아이 여자아이》 조아나 에스트렐라 글, 그림책공작소, 2021.05.05.

《곧 수영 대회가 열릴 거야! : 우리 아이 첫 성교육 그림책》
니콜라스 앨런 글, 위즈덤하우스, 2021.05.31.

《내 몸은 나의 것 : 어린이 성폭력 예방의 첫걸음》
린다 월부어드 지라드 글, 문학동네, 2007.12.10.

《싫다고 말하자! : 처음 배우는 동의》 제니 시몬스 글, 토토북, 2022.02.10.

《루나레나의 비밀편지 : 꼭 알고 싶은 나의 몸 이야기》
안명옥, 황미나 글, 책과이음, 2020.08.17.

《언제나 빛나는 별처럼》 진 윌리스 글, 사파리, 2021.04.06.

《내가 아빠를 얼마나 사랑하는지 아세요?》 샘 맥브래트니 글, 베틀북, 1997.01.05.

《네 기분은 어떤 색깔이니?》 최숙희 글, 책읽는곰, 2023.01.09.

《그래도 꼭 해 볼 거야》 킴 힐야드 글, 책읽는곰, 2022.01.14.

《내 머리 만지지 마세요!》 샤리 밀러 글, 키즈엠, 2020.02.14.

《똑똑똑 선물 배달 왔어요 : 경계존중 성교육 그림책》

박희순, 허혜경 글, 한그루, 2023.05.25.

《아우성 빨간책 : 남자 청소년 편》 아빠와 아들이 함께 보는 성교육 Q&A

푸른아우성 글, 구성애 감수, 올리브M&B, 2017.11.30.

《아우성 빨간책 : 여자 청소년 편》 엄마와 딸이 함께 보는 성교육 Q&A

푸른아우성 글, 구성애 감수, 올리브M&B, 2018.04.09.

《그림책 성교육 : 누구나 쉽게 할 수 있는 소통과 존중의》

김경란, 신석희 글, 교육과실천, 2021.10.07.

《생리는 처음이야》 하선영 글, 작은코도마뱀, 2022.12.09.

《생리를 시작한 너에게 : 소녀들을 위한 솔직하고 유쾌한 생리 안내서》

멜리사 캉, 유미 스타인스 글, 다산어린이, 2021.03.05.

《당황하지 않고 웃으면서 아들 성교육 하는 법 : 성교육 전문가 엄마가 들려주는 43가지 아들 교육법》 손경이 글, 다산에듀, 2018.03.21.

《당차고 용기있게 딸 성교육 하는 법 : 성교육 전문가 손경이 박사의 딸의 인생을 바꾸는 50가지》 손경이 글, 다산에듀, 2021.10.05.

《이런 질문, 해도 되나요? : 용감하게 성교육, 완벽하지 않아도 아는 것부터 솔직하게》

심에스더, 최은경 글, 오마이북, 2019.11.12.

《그림책 읽어주는 시간 : 태어나서 만5세까지, 생각을 키우는 그림책 읽기》

권옥경 글, 북바이북, 2016.05.06.

《웰컴 투 그림책 육아 : 0세부터 6학년까지 생각의 힘을 키우는 그림책 독서법》

전은주 글, 북하우스, 2015.03.06.

《행복을 배우는 덴마크 학교 이야기 : 덴마크 학교에서 가르치는 다섯 가지 삶의 가치》

제시카 조엘 알렉산더 글, 생각정원, 2019.04.22.

《세상에서 가장 행복한 나라, 핀란드》 안건 글, 하모니북, 2020.08.25.

《집에서 성교육 시작합니다 : 당황하지 않고 몸 · SEX · 성범죄 예방법을 알려준다》

후쿠치 마미, 무라세 유키히로 글, 이아소, 2021.07.10.

《이제는 피할 수 없는 메타버스 성교육》 김민영, 이석원 글, 라온북, 2023.06.05.

《엄마 아빠 결혼 이야기》 윤지회 글, 사계절, 2016.05.06.

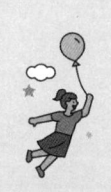